Secrets de Santé

LES TRUCS QUI MARCHENT !

Du même auteur

Beauté et Soins naturels du visage, Marabout 1998 (épuisé).

Secrets et Vertus de l'huile d'olive, Ramsay 2001 (avec la collaboration de Simone Chamoux).

Trucs et Astuces de beauté, Marabout 2001.

Trucs et Astuces de santé, Marabout 2001.

Le Miel, un trésor de santé, Marabout 2002.

Le Guide du thé vert, Éditions Repère-Santé 2005.

Aide-Mémoire d'aromathérapie, Pocket Nature 2002.

D'ici et d'ailleurs, les Plantes qui guérissent, Éditions Repères-Santé 2003.

D'ici et d'ailleurs, les Aliments qui guérissent, Éditions Repères-Santé 2004.

Les Surprenantes Vertus du jeûne, Éditions Leduc S. 2006.

Secrets de Santé

LES TRUCS QUI MARCHENT !

SOPHIE LACOSTE

Michel LAFON

MISE EN GARDE

Ce livre est destiné à faire circuler des informations concernant des remèdes de santé. Toutefois, il ne remplace ni le diagnostic ni la prescription d'un médecin. En cas de doute, si les troubles persistent, en cas de maladie grave ou inconnue, demandez conseil à votre médecin ou à votre pharmacien.

7-13, boulevard Paul-Émile-Victor – Ile de la Jatte
92521 Neuilly-sur-Seine Cedex

www.michel-lafon.com

Avant-propos

Il y a plus de dix ans maintenant, j'ai créé le magazine *Belle-Santé*, un mensuel de santé pratique très interactif, avec un échange permanent de conseils entre la rédaction et les lecteurs. Au fil des années, j'ai ainsi pu récolter des centaines de « trucs », de recettes de santé... Et je les ai publiés afin qu'ils soient testés, essayés par d'autres lectrices et lecteurs. J'ai donc rassemblé de nombreux témoignages et fait le tri pour ne conserver que *Les Trucs qui marchent !*, ceux qui sont indiqués dans cet ouvrage. Bien entendu, il n'est pas question de garantir l'efficacité de chacun de ces trucs à 100 %. Une solution se révèlera très efficace pour l'un, moins pour son voisin. C'est pourquoi vous trouverez souvent plusieurs propositions pour un même problème. Vous ferez sans doute un premier choix selon vos possibilités face au remède : aller cueillir des fleurs fraîches ou les quérir chez un pharmacien-herboriste, préférer les gélules ou les teintures-mères, oser un truc « loufoque » dont on vous assure qu'il fonctionne, etc. Mais sachez-le : tout ce qui est indiqué ici a été testé, et j'ai bien pris garde que ces conseils ne puissent mettre en péril votre santé !

Parfois, on cherche des remèdes en vain depuis des années alors qu'il existe, à portée de main, une solution aussi simple qu'efficace. Souvent, on ne peut pas dire pourquoi ça marche, mais ça marche ! Et c'est bien là le plus important ! Qu'est-ce qui empêche de se mettre un cachet d'aspirine dans le nombril pour ne pas avoir la nausée en voiture ? Le ridicule ? Vous n'êtes pas obligé de le raconter à tout le monde ! Vous en avez assez de faire un ou deux petits séjours à l'hôpital chaque année pour soigner vos crises de coliques néphrétiques ? La prévention existe ! Avec deux ou trois cures d'aubier de tilleul par an, vous êtes débarrassé de ce souci ! On vous propose un sachet de lavande sous l'oreiller pour bien dormir et ça vous paraît trop beau pour être vrai, pourquoi ne pas malgré tout tenter l'expérience ? Sans compter les innombrables infusions, décoctions, cataplasmes, faciles à préparer et qui vous soulageront de mille maux.

Le but de cet ouvrage, c'est de faire circuler tous ces trucs comme on se repasse, en cuisine, des recettes simples, ignorées parfois des grands chefs et qui vous valent les compliments de vos convives. Si ces trucs, après « avoir tout essayé », parviennent à vous libérer de vos tracas, à vous soulager de vos souffrances, pourquoi vous en priver ?

Belle santé à vous !

Sophie Lacoste

ACNÉ

Cresson antiboutons

Mixez du cresson pour en recueillir le jus. Utilisez en lotion pour faire disparaître les imperfections cutanées.

Feuilles de laitue

Préparez une décoction de feuilles de laitue en faisant simplement bouillir quelques feuilles dans de l'eau. Appliquez matin et soir. Les boutons cicatriseront plus vite.

Vinaigre de plantes

Dans 25 cl d'eau froide, versez une cuillerée à soupe de racine de bardane, une cuillerée à soupe de fumeterre et une cuillerée à soupe de bourrache. Faites chauffer et laissez bouillir deux minutes. Attendez que la décoction ait refroidi et filtrez-la. Ajoutez ensuite une pincée de sel et 2 cuillerées à soupe de vinaigre de cidre. Secouez vivement la préparation avant chaque utilisation. Appliquez avec un coton et laissez sécher avant de mettre votre crème habituelle.

Lait de poireau

Recueillez le jus de 2 poireaux en les passant à la centrifugeuse. Versez dans un demi-litre de lait demi-écrémé. Utilisez ce lait pour nettoyer votre visage ; si la légère odeur de poireaux, persistante, vous incommode, utilisez ensuite un tonique pour la chasser.

Tonique au clou de girofle

« Mon petit-fils, à la puberté, était couvert d'acné. Il ne voulait suivre aucun traitement et la seule chose qu'il ait accepté, c'est le tonique que je lui préparais quand il venait en vacances. Sa peau allait bien mieux quand il l'utilisait chaque jour. Pour le réaliser, il faut faire bouillir 10 clous de girofle dans 30 cl d'eau pendant une demi-heure. Ensuite, vous filtrez. Vous laissez refroidir puis vous ajoutez le jus d'un demi-citron. Mon petit-fils se passait cette lotion avec un coton matin et soir. »

Marie-Jeanne M., Decazeville

Les clous de girofle contiennent une huile essentielle fortement bactéricide, d'où sans doute l'efficacité de cette lotion. Il est indispensable de nourrir en même temps la peau en appliquant, par exemple, de l'huile de noisette en massage chaque soir.

Huile de bruyère

Jetez une poignée de fleurs de bruyère dans un demi-litre d'huile d'olive. Bouchez le flacon et laissez macérer dans un endroit sombre pendant dix jours en remuant chaque jour le flacon. Filtrez et remettez dans le flacon. Massez-vous le visage chaque soir avec cette huile.

Huile de lavande antiacné

Ajoutez 10 gouttes d'huile essentielle de lavande à 20 cl d'huile d'olive. Appliquez en massage sur le visage après l'avoir nettoyé.

Pour retirer les points noirs

Laissez votre visage au-dessus des vapeurs d'un bol d'eau bouillante dans laquelle vous aurez versé 10 gouttes d'huile essentielle de thym et 10 gouttes d'huile essentielle de romarin. Cette fumigation désinfectera la peau et facilitera l'extraction des points noirs, à presser délicatement entre deux doigts.

Masque à la fumeterre

Écrasez une poignée de fumeterre fraîche dans un bol à l'aide d'un pilon. Ajoutez un peu d'eau et filtrez le tout au travers d'un linge fin. Ajoutez de la farine de froment jusqu'à obtenir une pâte. Appliquez sur le visage et attendez que le masque sèche avant de rincer avec de l'eau tiède additionnée de jus de citron.

Masque à l'argile verte

Trois fois par semaine, posez un masque d'argile verte sur votre visage pendant vingt minutes. Il suffit de délayer de l'argile verte en poudre avec un peu d'eau. Nettoyez ensuite à l'eau de source puis appliquez du jus de citron.

Acouphènes

Pour certains, c'est un sifflement continu, et pour d'autres, une abeille leur semble coincée dans le conduit auditif… Les acouphènes sont des bruits qui « s'installent » dans les oreilles, des bruits n'existant que pour celui qui les entend et qui, parfois, lui gâchent la vie ! Aujourd'hui, en France, plus de 5 millions de personnes sont concernées.

La médecine reste souvent très démunie face à cette situation, car les acouphènes sont encore mystérieux pour les chercheurs… En attendant que la science ait trouvé un traitement vraiment efficace, j'ai recueilli les témoignages de personnes qui ont réussi à ne plus souffrir de leurs acouphènes : soit parce que les bruits ont disparu à la suite d'un « truc » qu'on leur avait conseillé, soit parce qu'ils sont devenus tolérables. Aucun de ces trucs ne donne de bons résultats à 100 %, mais tous valent la peine d'être essayés, d'autant qu'ils n'entraînent aucun effet secondaire indésirable.

Prothèse-gouttière

« Voici mon expérience au sujet des acouphènes. Les miens ressemblaient à un craquement, comme si un grillon s'était niché dans le creux de mon oreille. Sympa les grillons, mais dans la nature ! J'ai commencé par une visite chez une ORL qui me fit faire un scanner du cerveau pour dépister une tumeur sur le nerf optique… qui n'existait pas. Donc, je fus abandonnée à mon cri-cri après un "Il n'y a rien à faire". J'allai chez un ostéopathe qui me manipula le crâne. Amélioration, mais pas suffisante. Je fus envoyée par cet ostéopathe chez un orthodontiste qui diagnostiqua une malformation de la mâchoire. Il appuya à l'intérieur de ma bouche, sur le maxillaire gauche, et miracle, plus rien ! Pour redresser cette mâchoire, je fus équipée d'une prothèse-gouttière à porter la nuit. Maintenant, au bout d'un an, cela va bien. Ceci est mon expérience. Tous les acouphènes ne se traitent pas de la sorte, mais cette solution fut pour moi la bonne. »

Élise P., Saint-Étienne

Lorsque les acouphènes sont liés à un décalage de la mâchoire, à un défaut d'occlusion, l'intervention d'un ostéopathe et/ou d'un orthodontiste peut se révéler une excellente solution. Mais il ne faut pas attendre que le bruit soit installé depuis trop longtemps.

Cimicifuga

La teinture-mère de cimicifuga (*Actæa racemosa*) donne parfois des résultats surprenants, en quinze jours à deux mois selon les cas. Prenez-en 10 à 15 gouttes matin, midi et soir (dans un demi-verre d'eau). Si, après deux mois de traitement, vous ne constatez aucune amélioration, ne persistez pas, essayez un autre « truc ». Malheureusement, on ne trouve plus la teinture-mère de cimicifuga en pharmacie, sauf en dilution 1 DH (il faut donc multiplier les doses par 10). On trouve encore la plante sous forme de compléments alimentaires dans certains magasins de produits naturels, certaines parapharmacies et pharmacies. De nombreux témoignages prouvent que cette plante, habituellement conseillée contre les bouffées de chaleur, peut vraiment être efficace.

Urarthone

« Depuis plusieurs mois, je souffrais d'acouphènes. La journée, ce n'est pas gênant, mais le soir, impossible de dormir. Un jour, j'ai acheté un flacon d'Urarthone des laboratoires Lehning pour en prendre une cuillerée à soupe le matin et le soir. Après quelques jours de traitement, fini les acouphènes… Ce médicament est conseillé pour les douleurs rhumatismales, mais il agit aussi sur les acouphènes. Pourquoi ? Je ne peux pas l'expliquer, mais ça marche. »

Sabine B., Saint-Lys

Ce « truc » m'a été confirmé par de nombreux lecteurs. Urarthone n'ayant pas d'effets secondaires indésirables, on ne craint rien à essayer. Plusieurs facteurs pourraient expliquer les effets de ce médicament. Il contient en effet des teintures-mères de plantes dont, par exemple, la bryone, utile contre l'hypertension et les congestions, la douce-amère, employée contre l'hyperviscosité sanguine, le gui, lui aussi antihypertenseur… L'hypertension pouvant être un facteur déclenchant des acouphènes, ce serait peut-être une explication. D'autres médicaments homéopathiques entrent également dans sa formule…

Piqûres de magnésium

« Une série de piqûres de magnésium prescrite par mon médecin a fait disparaître mes acouphènes. Vers le milieu du traitement, les bourdonnements ont cessé. Il est possible aussi de prendre des comprimés de magnésium, mais le résultat demande plus de temps. Pendant plusieurs mois, je n'avais plus de bourdonnements. Quand ça revenait, je faisais une nouvelle cure de piqûres, et maintenant c'est de plus en plus rare. »

Annie B., Agneaux

Serrer son petit doigt

« Je voulais vous indiquer un geste tout simple pour stopper les acouphènes dès qu'ils apparaissent. Je l'ai expérimenté moultes fois, c'est efficace dès les premières secondes : il suffit de serrer son petit doigt en respirant lentement et en se concentrant sur ce geste. »

Maryse K., Ban

Argile sèche

« Pour les acouphènes, j'utilise de l'argile en morceaux le soir au coucher. Je mets une noisette d'argile sèche sur un petit morceau de gaze hydrophile que je place dans chaque oreille toute la nuit. Le lendemain, fini ! Et j'ai bien dormi. Un truc simple et pas cher. »

Jean G., Maine-et-Loire

Faites en sorte que le morceau de gaze hydrophile soit assez grand pour déborder largement de votre oreille, afin de pouvoir retirer l'argile sans problème !

Magnétothérapie

« J'ai été gênée par des acouphènes pendant des années. J'ai réussi à m'en débarrasser grâce à l'acupuncture et à l'aide d'aimants. Je plaçais 2 petits aimants (en les maintenant avec du sparadrap) derrière le lobe de l'oreille, à la base du crâne et je les gardais toute la nuit. Il faut être patient ! Si cela peut aider quelques personnes... »

M. S., Finistère

Le tambour céleste

« De nombreux troubles de l'audition, y compris les acouphènes, peuvent être améliorés ou guéris en pratiquant l'exercice que les taoïstes nomment “Battre le tambour céleste”.

- Placez l'index de chaque main près de l'oreille et appuyez sur le tragus, saillie de cartilage, qui se trouve en avant, tout près de l'ouverture du conduit auditif, de sorte que vous fermez l'oreille de l'extérieur.
- Avec l'extrémité du majeur, tapez doucement sur l'ongle de l'index. Si vous le faites correctement, vous entendez un son métallique assez semblable à un battement de tambour.
- Vous devez taper sur un rythme régulier, lentement, de 12 à 36 fois. Arrêtez-vous, puis recommencez 3 fois cette série.

Au début, quand vous fermerez les oreilles, avant de commencer à taper, vous entendrez un bruit semblable à celui que fait une chute d'eau. L'oreille est encore active !

Après avoir pratiqué cet exercice pendant quelques jours, le bruit de la chute d'eau cessera et sera remplacé par un grand silence. Cet exercice stimule et repose l'oreille interne.

Pratiquez l'exercice le matin. Ensuite, vous pourrez le renouveler aussi souvent qu'il vous plaira pendant la journée. À faire jusqu'à ce que l'état s'améliore. »

Noëlle B., Dompierre-sur -Veyle

Bien sûr, au début, cet exercice demande un peu de temps et de concentration, mais, avec l'habitude, on l'exécute machinalement.

Petite pervenche

« Mon mari a eu des problèmes d'acouphènes. Il a pris des gélules d'une plante : la petite pervenche. Assez rapidement, les acouphènes ont disparu. Il a renouvelé l'opération à chaque réapparition de ses acouphènes. Depuis trois ans à peu près, ils n'ont pas reparu. »

Simone H., Caudan

Pour obtenir ces gélules, il faut s'adresser à une pharmacie qui fait encore les préparations pharmaceutiques. La petite pervenche est intéressante aussi en cas de vertiges.

Élixir du Suédois

« Je suis née le 6 mars 1930. Je souffre d'acouphènes à la suite des bombardements subis à Rouen et notamment à Sotteville-lès-Rouen où se trouvait la gare de triage : ma grand-mère habitait à 150 mètres de celle-ci. Lors d'un bombardement en 1943, ma sœur et moi-même nous sommes abritées sous la table. La déflagration a été si violente qu'elle a soufflé la porte d'entrée pourtant fermée à clef. Et tout cela a recommencé, de façon plus terrible encore, le 19 avril 1944 lors d'un bombardement qui a fait 2 000 morts. Mes acouphènes datent de cette époque. Comme il y a du bruit dans la journée, je les supporte ; c'est surtout le soir au coucher que cela devient difficile. Je mets du coton avec un peu d'Élixir du Suédois dans les oreilles, comme le préconise Mme Maria Treben dans son livre, et ça me soulage. »

Mauricette L., Rouen

Huiles d'amande douce et d'olive

« Je vous envoie mon témoignage à propos des acouphènes. Après une visite médicale, le diagnostic a été le suivant : "Les membranes de vos oreilles sont très sèches." J'étais complètement sourd de l'oreille gauche à 68 ans. Après le traitement suivant, mes acouphènes se sont atténués. J'ai passé un Coton-tige imbibé d'huile d'amande douce dans le canal auditif. Le lendemain, j'ai changé pour de l'huile d'olive, une fois au moment du lever, et une seconde application en milieu de journée. En trois jours, j'ai retrouvé l'ouïe de mon oreille malade ; une réussite formidable pour moi et mon entourage. Si mon expérience vécue peut aider certaines personnes, j'en serai ravi.

PS : utiliser des huiles bio. »

Jacques D., Perpignan

Bouchon à l'oignon

« J'ai réussi à diminuer mes terribles bourdonnements d'oreilles en imbibant un coton de jus d'oignon et en le glissant dans le conduit auditif. Je le fais 2 ou 3 fois par jour. »

Jean-Pierre Z., Martigues

Un coton imbibé de jus d'oignon peut aussi être appliqué sur les dents malades et douloureuses, et même en cas de maux d'oreilles autres que les bourdonnements.

La tranquillité avec l'aubépine

« Mes bourdonnements d'oreilles me laissent un peu tranquille depuis que je prends des tisanes de fleurs d'aubépine : sur une cuillerée à café de feuilles sèches mises dans une tasse, verser de l'eau bouillante et laisser infuser dix minutes avant de filtrer. Boire 3 tasses par jour. »

Mireille B., Rocroi

Plusieurs plantes agissant sur la circulation périphérique, mais aussi sur la nervosité liée aux bourdonnements d'oreilles, peuvent donner de bons résultats. C'est le cas de l'aubépine, des feuilles de mélisse ou de ginkgo, à préparer elles aussi sous forme d'infusion.

L'effet calmant du calament

Le calament est une plante qui s'utilise entière pour faire une tisane (même préparation que pour l'aubépine) et dont les effets sont parfois surprenants en cas de bourdonnements d'oreilles. On conseille généralement d'en prendre une tasse après chaque repas.

AÉROPHAGIE, BALLONNEMENTS

Apéritif au gingembre

« J'ai tendance à "ballonner", et après les repas, ça fuse ! Mais j'ai trouvé un bon moyen d'éviter ces ennuis : je fais macérer du gingembre (j'en râpe un petit morceau) dans une bouteille de vin blanc puis, avant le repas, je verse une cuillerée à café de ce vin dans un verre d'eau que je bois d'un trait. C'est très efficace. »

Serge F., Paris

La tisane d'estragon

Si vous vous endormez après les repas, que vous souffrez de douleurs d'estomac, que votre ventre gonfle… saupoudrez tous vos plats avec de l'estragon ou prenez-en une petite tisane en fin de repas. Il suffit de faire infuser une cuillerée à café de feuilles sèches dans 20 cl d'eau pendant dix minutes. Vous pouvez aussi opter pour la solution de facilité en prenant de l'huile essentielle d'estragon. Mais attention, elle est surpuissante ; alors ce sera une goutte, et une seulement, sur un sucre ou dans une cuillerée à café de miel.

Le vin d'angélique

« Non seulement je n'ai plus de ballonnements, mais je dors mieux depuis que je bois avant chaque repas un verre à porto de mon bon petit vin d'angélique. Dans un litre de bordeaux, je laisse macérer pendant dix jours 30 g de racines d'angélique, une pincée de cannelle, un peu de noix de muscade râpée et un clou de girofle. Je filtre et je remets en bouteille. »

Luc B., Grenoble

Il existe de nombreuses recettes de vin d'angélique. Certaines personnes ajoutent à la macération du millepertuis (20 g) ou de la gentiane (20 g). Vous pouvez aussi préparer de la liqueur d'angélique : faites macérer pendant quinze jours 40 g de racines d'angélique dans un mélange un tiers d'eau-de-vie et deux tiers d'eau de source ; filtrez ; ajoutez 200 g de miel. Et buvez… avec modération !

La tisane de lierre terrestre

Cette plante qui rampe dans vos plates-bandes et dont vous ne savez comment vous débarrasser peut vous être très utile. Attendez qu'elle fleurisse pour la cueillir et la mettre à sécher. Pour chasser les ballonnements, mettez-en une belle poignée à tremper dans un litre d'eau froide pendant dix minutes. Faites chauffer et retirez du feu juste avant l'ébullition. Laissez infuser un quart d'heure avant de filtrer. Buvez cette tisane dans les deux jours par petites tasses entre les repas (en la conservant entre-temps au réfrigérateur). Elle est également conseillée, sous une forme moins concentrée, comme remède à la bronchite.

Le carvi digestif

Réputé pour débarrasser le système digestif des gaz et contre l'aérophagie en général, le carvi se prépare en tisane digestive : prenez-en une tasse après chaque repas en laissant infuser une cuillerée à café de semences dans une tasse d'eau bouillante pendant dix minutes.

Les semences de fenouil

Après le repas, versez une cuillerée à soupe de graines de fenouil dans une tasse d'eau frémissante et laissez infuser dix minutes avant de boire. L'abbé Kneipp, célèbre guérisseur bavarois du XIXe siècle, disait ceci à propos de cette plante : « Les graines de fenouil ne doivent faire défaut dans aucune pharmacie de famille, car le mal qu'elles soulagent survient très fréquemment ; je veux parler des coliques venteuses et des spasmes. »

Le charbon végétal

Le charbon végétal est obtenu par calcination de matières d'origine végétale. C'est un « adsorbant », c'est-à-dire qu'il fixe sur sa surface les bactéries, les toxines, mais aussi et surtout les gaz intestinaux, ensuite éliminés par les voies naturelles. On le trouve sous forme de granules ou de gélules à avaler.

ALBUMINE DANS LES URINES : LE POIREAU

« J'aimerais transmettre un remède naturel, simple, peu coûteux et rapidement efficace pour les personnes ayant des problèmes d'albumine contre lesquels la médecine traditionnelle reste impuissante. Voici la recette miracle : arracher 7 poireaux avec leurs racines, ne pas les laver, les débarrasser simplement du plus gros de la terre qui les encombre. Les faire cuire à petit feu dans 7 litres d'eau pendant sept heures, puis laisser reposer le bouillon pendant sept heures également. Ensuite, prendre pendant sept jours consécutifs, le matin à jeun, 7 cuillerées à soupe de ce bouillon. J'ai été moi-même guéri de cette manière, il y a maintenant un peu plus d'un demi-siècle. Depuis, je n'ai plus jamais entendu parler de traces d'albumine dans mes urines, alors que mon médecin de l'époque m'avait laissé entendre que je serais exempté de service militaire et condamné à suivre un traitement pendant le reste de ma vie. »

B. H., Normandie

ALLAITEMENT

Miel sur crevasses

« Les jeunes mamans qui allaitent cessent parfois de nourrir leur bébé à cause de très douloureuses gerçures sur les mamelons. Il paraît que le miel, en quelques heures, peut faire des miracles ! Essayez donc d'en enduire vos mamelons si vous avez des crevasses. C'est un remède parfaitement naturel et, même si vous rincez mal, votre bébé ne risque rien ! »

Maryse, Donnemarie-Dontilly

Gerçures dues à l'allaitement

« J'ai cessé d'allaiter mon premier enfant dès les premiers jours qui ont suivi sa naissance, à cause de crevasses très douloureuses sur les mamelons. Pour le deuxième, j'ai eu plus de chance car la sage-femme m'a donné le truc infaillible : il s'agit d'appliquer du Madécassol, une poudre, entre deux tétées. Et les quelques heures de repos entre deux tétées suffisent à la cicatrisation. »

Marie-Claude F., Saint-Mamès

Le Madécassol, vendu en pharmacie, est une poudre de *Centella asiatica* (autrement appelée hydrocotyle asiatique), une plante cicatrisante de premier ordre. Il est tout à fait justifié de recourir à ses qualités pour soigner les gerçures et crevasses aux mamelons.

Pimprenelle : pour activer la sécrétion

Broyez de la pimprenelle fraîche et appliquez-la en cataplasme sur les seins. Laissez agir de vingt minutes à une demi-heure avant de rincer à l'eau tiède.

Du lait grâce à l'ortie

« Quand ma fille est née, pour faire monter mon lait, ma grand-mère me faisait manger de la salade d'ortie (c'est franchement délicieux), me préparait de la soupe d'orties et des tisanes d'orties. La salade, ce n'est pas difficile : il suffit de mélanger de jeunes feuilles d'orties à de la chicorée ou à des pissenlits. La soupe, ce n'est pas plus compliqué : on fait cuire les feuilles avec des pommes de terre et on mouline (servir avec un peu de crème fraîche !). Pour la tisane, c'est encore plus simple : il suffit de faire bouillir des feuilles ou des racines d'orties. C'est ainsi que son arrière petite-fille ne s'est nourrie que de mon lait durant les seize premiers mois de sa vie. Aujourd'hui, elle a 20 ans et bénéficie d'une santé remarquable. Dans huit mois, je serai grand-mère et croyez bien que je vais aller à la chasse aux orties ! »

Marie-Pierre F., Antony

Vous pouvez aussi varier les tisanes et alterner avec d'autres plantes galactogènes, c'est-à-dire qui activent la sécrétion de lait, en particulier l'anis, le cumin et le fenouil. Il suffit de se préparer une infusion de graines de l'une de ces plantes après les repas : une cuillerée à café de semences par tasse, à laisser infuser dix minutes.

Baume au peuplier antigerçures

« Faites fondre 500 g de saindoux frais, ajoutez 200 g de bourgeons de peuplier. Laissez sur feu doux pendant deux heures. Filtrez puis mettez en pot. Utilisez cette pommade contre les gerçures. »

Myriam Z., Tournus

La recette de cette pommade est assez connue, mais généralement on l'applique surtout sur les dartres et les hémorroïdes.

Contre l'engorgement

« Dans mon village, les vieilles femmes conseillent les cataplasmes de navets pour ralentir la lactation. En effet, quand une femme allaite, il arrive qu'elle sécrète tant de lait que ses seins en sont tendus et douloureux sans que son nourrisson puisse les tarir. »

Ginette V., Rochefort

Ce truc est un peu compliqué, mais on peut tout de même essayer. Faites cuire des navets épluchés. Écrasez-les en purée, attendez que cela refroidisse et appliquez en couche épaisse.

Allergies

Œufs de caille

« Mon fils avait des problèmes d'allergie. Grâce aux œufs de caille, il se porte comme un charme ! »

Pascale C., Séné

Selon de nombreux lecteurs, les œufs de caille dégustés comme aliment – mais dans ce cas, il ne faut pas en abuser – ou sous forme de compléments alimentaires donnent de bons résultats.

Ampoules

Le Tégarome en prévention

« Mon mari et moi sommes de grands marcheurs. Cette année, sur les chemins de Saint-Jacques-de-Compostelle, nous avons évité les ampoules en enduisant matin et soir nos pieds de Tégarome du Dr Valnet. »

Marie-Thérèse T., Rupt-sur-Moselle

Et pour ceux qui n'auraient pas pris la précaution de s'enduire les pieds de Tégarome, ce mélange d'huiles essentielles peut aussi être employé pour ses effets curatifs : vous faites tout simplement une compresse de Tégarome et la laissez en place toute la nuit sur l'ampoule.

Le fil qui soulage

« Chauffez, à l'aide d'un briquet ou d'une bougie, une aiguille à coudre. Attendez qu'elle refroidisse puis passez un fil de 5 cm de long environ dans son chas. Plantez l'aiguille dans l'ampoule et laissez le fil à l'intérieur jusqu'à ce que le liquide s'évacue puis retirez le fil. Absence de gêne et de douleurs garantie. »

Christian N., Villelongue-Dels-Monts

En éliminant la pression causée par le liquide à l'intérieur de l'ampoule, vous supprimez du même coup la douleur.

Homéoplasmine

« J'ai eu une très belle ampoule sous le pied, très douloureuse et, surtout, rien sous la main pour la soigner. Je n'étais pas chez moi et n'avais emporté que mon tube d'Homéoplasmine (qui ne me quitte jamais). J'ai donc improvisé en appliquant sur cette “bulle” rebondie une couche d'Homéoplasmine recouverte d'un petit pansement. J'ai laissé agir toute la nuit. J'ai fait de même le lendemain. L'ampoule a régressé pour finalement disparaître, sans percer. Si ce truc peut aider quelques marcheurs… »

Nicole Q., Châtelet-en-Brie

Le mercurochrome

« Il y a quelques années, j'avais décidé, moi très sensible des pieds, de rallier Barcelone par étapes journalières de 30 kilomètres. Pas la moindre ampoule sur 700 kilomètres ! Avec seulement chaque matin une application de mercurochrome aux endroits sensibles. Mon père, déjà, utilisait cette méthode. »

M. P., Limoges

La racine de guimauve

Faites bouillir 30 g de racines de guimauve dans un litre d'eau pendant un quart d'heure. Ajoutez à une bassine d'eau tiède et prenez un bain de pieds pendant vingt minutes pour soulager les douleurs.

Du chou pour le retour des sportifs

« Quand nous étions ados, mes frères et moi, nous partions pendant les vacances d'été faire de grandes promenades en montagne. Généralement, au retour, nos pieds étaient couverts de cloques. Notre mère avait la parade : elle faisait cuire des feuilles de chou dans du lait, attendait que ça refroidisse et en appliquait des morceaux sur nos ampoules. Ça soulageait immédiatement la douleur et, dès le lendemain, nos pieds étaient prêts à repartir ! »

Jacques R., Niort

Anémie

Vinaigre de cidre et miel

« En cas d'anémie, buvez, avant les repas, une cuillerée à café de vinaigre de cidre et une cuillerée à café de miel dans un verre d'eau tiède. »

Marguerite F., Besançon

Le vinaigre de cidre est également indiqué pour perdre du poids. Cependant, il peut, à la longue, faire souffrir l'estomac et abîmer l'émail des dents. Mieux vaut donc ne pas en abuser.

Décoction ou sirop de raifort

« Notre alimentation, pendant la guerre, était pauvre en protéines. Notre médecin de famille, qui constatait notre anémie sans pouvoir nous donner plus de tickets pour aller chez le boucher, nous avait conseillé la décoction de raifort. Cela nous a permis de retrouver de bonnes couleurs ! »

Jeannine T., Charleville-Mézières

La racine de raifort est en effet conseillée aux enfants anémiés ou rachitiques. Voici la recette de la décoction : faites bouillir 10 à 15 g de racine de raifort coupée finement dans un demi-litre d'eau pendant dix minutes. Prenez-en 2 ou 3 tasses par jour. Pour les enfants, une autre façon de préparer cette racine convient mieux : coupez-la en rondelles et placez-les dans un bocal puis saupoudrez de sucre. Couvrez le bocal et laissez macérer. Donnez chaque jour une cuillerée à soupe du sirop qui se forme à votre enfant.

Cure d'oignons

« La cure d'oignons est reconnue en cas d'anémie, fatigue, bronchites, fermentations intestinales, arthrose, rhumatismes, goutte ; et elle est recommandée aux diabétiques. Voici la recette : faire bouillir de l'eau, la verser sur 4 gros oignons coupés en morceaux, laisser reposer trois à quatre heures, filtrer puis boire ce liquide au cours de la journée.

On peut suivre cette cure pendant quinze à vingt jours. Bien entendu, il faut faire la préparation la veille… »

Irène M., Béziers

Le vin de quinquina

Laissez macérer 60 g de quinquina gris en poudre dans 10 cl d'alcool de fruit pendant quatre jours. Versez la macération dans un litre de bon vin. Laissez macérer à nouveau pendant une semaine. Filtrez. Sucrez avec une dizaine de morceaux de sucre roux. Prenez-en un verre à bordeaux avant le repas de midi en ayant soin de remuer un peu pour répartir le sucre.

Le fer de la patience

Les racines de patience sont réputées comme remède contre l'anémie, sans doute parce qu'elles puisent dans le sol une grande quantité de fer. Pour en faire une décoction, mettez à bouillir une cuillerée à café de racines dans 20 cl d'eau pendant cinq minutes, puis filtrez. On conseille généralement d'en boire une tasse le matin et une avant le coucher.

Le jus de carotte

Chaque matin, à jeun, buvez un petit verre de jus de carotte. Même si cela ne suffit pas à faire disparaître l'anémie, c'est un complément très intéressant.

Le vin de chardon bénit

Faites chauffer un litre de vin rouge ; lorsqu'il frémit, versez-le sur 40 g de fleurs de chardon bénit. Laissez infuser un quart d'heure avant de filtrer. Buvez 2 à 3 verres de ce vin par jour – et ne buvez pas d'autre alcool...

ANGINE

Buis

« Préparez une décoction de feuilles de buis très concentrée en faisant bouillir dix minutes puis infuser autant. Faites des gargarismes et buvez-en une tasse. La feuille de buis est antivirale : l'angine sera stoppée immédiatement. »

Renée G., Franconville

Eau tiède et salée

« Pour soigner l'angine, faites des gargarismes avec de l'eau tiède salée. Ça soulage très rapidement. »

Myriam C., Chantillac

Jus de citron

« Faites des gargarismes avec du jus de citron dans un verre d'eau tiède. »

Martine M., Roche

Le désinfectant des abeilles

« Mon grand père était apiculteur et mâchait de l'automne au printemps une gomme qu'il avait prélevée dans les ruches. Il s'agit de la propolis. Moi, je suis conducteur de bus et, malgré les portes qui s'ouvrent et se ferment toutes les trois minutes, je n'ai jamais ni rhume ni angine grâce à des pastilles de propolis. Je les achète en boutique diététique. »

Georges D., Strasbourg

Considérée comme un véritable antibiotique naturel, la propolis agit tout particulièrement sur les infections de la gorge, mais aussi en cas de problèmes cutanés. La propolis est maintenant proposée sous différentes formes : spray, collutoires, gommes à mâcher, gélules…

Les feuilles de ronce

Avec le traitement suivant, le Dr Valnet, célèbre phytothérapeute, disait n'avoir jamais connu d'échec, la guérison complète étant effective en trois ou quatre jours. La préparation est très simple : il suffit de jeter une bonne poignée de feuilles de ronce dans un litre d'eau froide et de porter sur le feu. Laissez bouillir deux minutes puis retirez du feu et attendez dix minutes avant de filtrer. Buvez cette tisane dans la journée et faites-en des gargarismes. Renouvelez pendant deux à trois jours. En complément de la tisane, le Dr Valnet préconisait les badigeonnages au bleu de méthylène, « plus pour son effet antalgique que pour ses propriétés germicides ». Comme beaucoup de lectrices et lecteurs de *Belle-Santé*, j'ai moi-même testé ce remède avec succès. Vous pouvez acheter les feuilles de ronce, mais il est très facile de les récolter dans la campagne, là où l'on trouve les bonnes mûres pour faire les confitures !

Poireau au poivre

« Pour calmer très vite une angine, faites bouillir un poireau coupé en morceaux dans du vinaigre jusqu'à ce qu'il soit bien cuit. Égouttez, saupoudrez de poivre et appliquez en cataplasme sur la poitrine. Ma mère faisait toujours ainsi, moi je fais pareil, et je dois dire que les angines ne font pas long feu chez nous. »

Simone S. M., Toulouse

Le poireau est bien connu pour son action sur la gorge : l'empereur Néron faisait toujours une cure de poireau quelques jours par mois pour garder une voix magnifique. Il n'est donc pas étonnant que ses principes actifs traversent la barrière cutanée, et qu'il soit efficace en cataplasme contre les angines.

La sauge

Si vous êtes sujet aux angines, préparez une décoction de feuilles de sauge en laissant bouillir 3 cuillerées à soupe de feuilles sèches dans un litre d'eau pendant cinq minutes. Laissez macérer cinq minutes puis filtrez. Utilisez cette décoction chaude en gargarismes pour désinfecter votre gorge et calmer les douleurs de l'angine. Vous pouvez aussi préparer une infusion de sauge ; dans ce cas, ne faites pas bouillir mais simplement frémir l'eau, puis versez-la sur la sauge et laissez infuser dix minutes sous un couvercle avant de filtrer et de boire.

L'ail

« Contre une inflammation persistante de la gorge, il faut mâcher longuement le soir une gousse d'ail (commencer peut-être par un demi-éclat...), en avalant à plusieurs reprises sa salive et, à la fin, avaler aussi cet ail mastiqué – si on le peut –, sinon le cracher. En faisant cela trois à cinq soirs de suite, on vient à bout d'un mal de gorge récalcitrant. J'ai expérimenté ce truc pour la première fois il y a trente-six ans, lorsque j'attendais ma troisième fille et que le médecin, en raison de ma grossesse, n'arrivait pas à me guérir d'un sérieux mal de gorge chronique. J'ai mâché l'ail ; plusieurs fois, il m'a même fait vomir mais j'ai été guérie. J'ajoute une remarque : mâcher en même temps du persil atténue fortement le goût de l'ail et aide ensuite pour la digestion. »

Anne-Marie P., Ardennes

ANTHRAX

L'ail superdésinfectant

« En 1941-42, mon père conduisait les trains de voyageurs tractés par la vapeur. Au cours d'un voyage, la locomotive a été mitraillée par les avions, comme cela arrivait souvent. Une balle a fait exploser une tubulure de vapeur et le collègue de mon père a été gravement brûlé. Le sang de mon père "n'a fait qu'un tour" en voyant son collègue dans cet état, et dix-sept anthrax se former entre le poignet et le coude d'un de ses bras. Les soins consistaient essentiellement en des "pointes de feu" introduites dans l'anthrax et quelques pansements bien inefficaces. Un vieux monsieur de l'époque a conseillé à mon père de faire macérer une tête d'ail haché dans une pinte d'alcool de genièvre. Je connais ce produit pour l'avoir essayé et c'est effectivement très efficace, mais horrible à boire ! Car il faut en avaler un verre à “goutte” tous les matins à jeun. À mon avis, en faisant macérer 2 ou 3 gousses d’ail dans un verre d’eau tiède le soir et en buvant l’eau seule, ou l’eau et l’ail haché, le lendemain, on obtient le même effet, quoique le genièvre soit en plus diurétique. De fait, mon père a été guéri de ses anthrax mûrs, à mûrir et en formation, avec une rapidité étonnante. Pour ma part, je préfère l’ail frais tout simplement haché dans les crudités, à croquer en mangeant les légumes du potage ou comme un bonbon. Ce n’est pas drôle pour l’entourage, mais il vaut mieux sentir l’ail que l’alcool. »

Léo D., Boulogne-sur-Mer

La macération de l’ail dans l’alcool permet sans doute l’extraction de principes actifs que l’eau seule ne peut pas extraire, d’où l’intérêt de l’alcool de genièvre – ce dernier étant par ailleurs antiseptique.

Aphtes

Vitamine C

« Appliquez un quart de comprimé (ou un demi-comprimé) de vitamine C effervescente sur la lésion. Soulagement et guérison sont instantanés. »

Danièle S., Montpellier

Dakin

« J'avais des aphtes dans la bouche qui me piquaient beaucoup. J'ai vidé une dose de sérum physiologique dans un peu d'eau et j'y ai ajouté une goutte d'eau de Dakin. Je m'en suis fait un bain de bouche. Ça soulage. »

Irène E., Breuillet

Vitamine B6

« Dans mon cas, aphtes et mycoses sont dus à un manque de vitamine B6. Je complète donc mon alimentation avec de la levure ou du germe de blé. »

Françoise A., Paris

Bicarbonate de soude

« En bains de bouche, le bicarbonate de soude soigne les aphtes ou la gingivite, à raison d'une demi-cuillerée à café dans un demi-verre d'eau. »

Christiane G., Pessac

Bleu de méthylène

« Il suffit de toucher les aphtes avec un Coton-tige trempé dans du Collubleu (bleu de méthylène) et ça marche ! Malheureusement, depuis deux ans, sa fabrication a été supprimée. »

Odette P., Givenchy-en-Gohelle

Renseignements pris, on peut obtenir chez son pharmacien du bleu de méthylène en poudre en respectant le rapport de 2 pour 100. Cette formule remplace alors le Collubleu.

Dentifrice maison

« Je me fabrique un dentifrice maison avec les ingrédients suivants : un petit verre de gin, 10 gouttes d'huile essentielle de giroflier, 10 gouttes d'huile essentielle de menthe poivrée, et 10 gouttes d'huile essentielle d'anis. Je me brosse les dents et la langue avec ce mélange pendant plusieurs jours. Depuis quatre ans que j'ai opté pour ce "dentifrice", mes dents ne se déchaussent plus et je n'ai plus d'aphtes. »

Monique C., Sargé-lès-Le Mans

L'argile

« Sur les problèmes cutanés (inflammations, cicatrices…) ou bien les aphtoses, l'argile donne de très bons résultats, en cataplasmes réguliers sur la peau ou bien, pour les aphtes buccaux, en boulettes à sucer fabriquées avec de l'argile concassée mélangée à de l'eau, en pâte : y prélever des boulettes grosses comme des noisettes. »

Chantal L., La Membrolle

Une pomme avec les noix

« Pour éviter les aphtes qui apparaissent lorsque je mange des noix, je croque toujours en même temps dans une pomme, c'est délicieux. Je termine toujours ma petite collation "noix-pomme" par un quartier de pomme. Cette méthode me réussit très bien, je n'ai plus d'aphtes. »

Anne-Marie P., Ardennes

Du basilic

Pour soigner les aphtes, mâchez des feuilles de basilic.

L'aigremoine

« Pour soulager les douleurs dues aux aphtes et activer la cicatrisation, faites 4 ou 5 fois par jour des bains de bouche avec une décoction d'aigremoine : mettez 100 g de plante dans un litre d'eau froide. Faites chauffer et laissez bouillir jusqu'à réduction de moitié. Filtrez puis faites des bains de bouche et des gargarismes, en gardant la décoction en bouche quelques minutes. »

Jacqueline S., Bar-le-Duc

En médecine traditionnelle, l'aigremoine est bien connue pour soigner les ulcérations et inflammations de la bouche. Vous pouvez aussi faire des bains de bouche en cas de gingivite, ou des gargarismes si vous avez mal à la gorge.

Tisane de fanes de carotte

« Ne jetez pas les fanes de carottes : faites-en bouillir une poignée pendant dix minutes dans une petite casserole d'eau, laissez infuser cinq minutes puis filtrez. Faites des bains de bouche avec cette décoction. »

Madeleine J., Douarnenez

Cette décoction active la cicatrisation des muqueuses buccales. C'est d'ailleurs une solution qui régénère aussi l'épiderme ; vous pouvez également l'utiliser en compresses sur les gerçures et les engelures.

Mâchez des baies de myrtille

Pour soulager et faire disparaître rapidement vos aphtes, mâchez une bonne cuillerée de myrtilles. Lorsque les baies sont vidées de leur jus, recrachez-les. Recommencez plusieurs fois dans la journée.

Les pâquerettes : un peu, beaucoup...

« Mâchez des feuilles de pâquerette, elles guériront très vite vos aphtes ! »

Robert M., Saint-Michel-sur-Orge

En médecine traditionnelle, la pâquerette était utilisée pour nettoyer et guérir les plaies. Cette recette n'est plus employée ou presque de nos jours – cela ne vous empêche pas de la remettre à la mode ! La teinture-mère de pâquerette (*Bellis perennis*), elle, est utilisée par les médecins homéopathes, en externe, pour soigner l'épiderme.

La guimauve adoucissante

Dans la guimauve, c'est la racine qui saura vite calmer la douleur et accélèrera la guérison de vos aphtes, de même qu'elle apaise les bébés lorsqu'ils « font leurs dents » et qu'ils la mâchouillent. Faites-en bouillir 25 g dans un demi-litre d'eau, laissez infuser dix minutes puis filtrez. En bain de bouche, elle se révèle excellente aussi contre la gingivite.

Les pétales de rose trémière

« C'est à Noirmoutier que j'ai découvert, grâce à la propriétaire d'une maison que nous avions louée en début d'été, un truc antiaphtes très efficace. Préparez une infusion de pétales de roses trémières. Versez un demi-litre d'eau bouillante sur une petite poignée de pétales et laissez infuser dix minutes avant de filtrer. Faites des bains de bouche avec cette infusion. »

Rose-Marie H., Bar-le-Duc

La rose trémière, adoucissante, possède les mêmes qualités que sa petite cousine la mauve. On conseille d'utiliser son infusion sous forme de bains de bouche en cas d'aphtes, mais aussi de la boire, tout simplement, pour calmer la toux et la bronchite. Plus les pétales sont foncés, plus la tisane est efficace.

Le citron au miel

Voici un remède très simple puisque les ingrédients se trouvent dans toutes les cuisines dignes de ce nom : du miel, du citron et de l'eau ! Délayez une cuillerée à café de miel dans un verre d'eau tiède. Ajoutez le jus d'un citron. Faites des bains de bouche, plusieurs fois par jour. En gargarisme, c'est également excellent contre les maux de gorge. Le miel est à la fois antiseptique et cicatrisant, le citron désinfecte… L'association est très efficace.

En suçant la sauge

« Il m'arrive parfois d'avoir des aphtes avec du gruyère ou des noix fraîches. Je les soigne en suçant des feuilles de sauge fraîche. »

Marie-Claire V., Saint-Sulpice-de-Roumagnac

Excellent cicatrisant, la feuille de sauge est également efficace contre la gingivite.

La macération de bistorte

Parfaite pour faire disparaître les aphtes et fortifier les gencives, la racine de bistorte se prépare en macération : mettez 30 g de racine coupée dans un demi-litre d'eau froide et laissez reposer une nuit. Filtrez. Faites des bains de bouche plusieurs fois dans la journée.

Argile en bouche

« Je souffrais beaucoup d'aphtes. Ceux-ci ne réapparaissent plus depuis que je me lave les dents après chaque repas avec de l'argile verte en poudre à la place d'un dentifrice classique. »

Yvonne G., Landes

Rien d'étonnant si ce « dentifrice » a tout changé : l'argile désinfecte et cicatrise les muqueuses. Pour ceux qui n'apprécient pas de se laver les dents à l'argile pure, il existe de nombreux dentifrices à l'argile, le plus souvent avec un label Cosmebio (c'est-à-dire qu'il s'agit de cosmétiques écologiques). Outre leur goût, plus facile à accepter que celui de l'argile pure (par les enfants surtout), ils contiennent des extraits de plantes et des huiles essentielles dont les vertus viennent s'ajouter à celles de l'argile.

Renouée en cas d'aphtes qui saignent

La racine de renouée, comme la racine de bistorte (mais préparée différemment), est conseillée contre les aphtes et se révèle particulièrement utile s'ils ont tendance à saigner. Pour préparer le bain de bouche, jetez une bonne poignée de racines coupées dans un demi-litre d'eau froide. Faites chauffer et sortez du feu à l'ébullition. Laissez infuser vingt minutes avant de filtrer.

Appétit (manque d')

Le vin de romarin

« Prendre 7 sommités de romarin fleuries de 7 centimètres de long, les mettre dans un litre de bon vin et laisser macérer sept jours. Filtrer et ajouter 22 morceaux de sucre. Boire un petit verre à bordeaux avant les deux repas principaux. »

M. et Mme I., Caromb

Arthrose (voir aussi Rhumatismes)

Homéopathie

« Voici un remède homéopathique qui m'a soulagé : Urarthone des laboratoires Lehning, un médicament à prendre matin et soir à raison d'une cuillerée à soupe dans une tisane. »

André L. G., Alès

C'est en prenant Urarthone que des personnes ont vu, en même temps que leurs rhumatismes, leurs acouphènes disparaître.

Bains de boue

« Il y a dix ans, j'ai souffert d'arthrose cervicale. Je suis allé faire deux ans de suite une cure de bains de boue à Dax ; depuis, je n'ai plus jamais ressenti aucune douleur. La cure consiste à vous mettre de la boue derrière la tête. »

Pierre N., Raon-l'Étape

Comme le dit Pierre, il ne s'agit pas de n'importe quelle boue, mais de celle de Dax. D'autres stations thermales sont également indiquées pour lutter contre l'arthrose.

Tisane antiarthrose

« Je vous donne la formule d'une tisane bénéfique en cas d'arthrose. On peut la prendre en traitement de fond, à faire préparer chez un pharmacien herboriste : 40 g de prêle (plante entière), 30 g de cassis (feuilles), 30 g de frêne (feuilles) et 30 g d'ortie (sommités fleuries).

Prévoir une cuillerée à soupe du mélange par tasse. Mettre de l'eau frémissante et laisser infuser dix à quinze minutes puis filtrer. Boire une tasse de ce mélange 2 fois par jour pendant vingt-cinq jours.

Cette cure peut être répétée à l'automne et au printemps, voire plus souvent en fonction du degré de l'arthrose. La prêle est reminéralisante ainsi que l'ortie. Le cassis et le frêne sont draineurs et antalgiques. »

Anne N., Cunac

En traitement de fond, prenez cette tisane tous les jours pendant trois semaines puis cessez une semaine et recommencez, et ainsi de suite.

Chondrosulf et Glucosamine

« Deux ans après une arthroscopie du genou, je développais une arthrose avec douleurs intenses. Depuis quelque temps, je prends du Chondrosulf 400 mg et de la Glucosamine forte, associés à du *Causticum* 7 CH. Depuis, je ressens une réelle amélioration avec atténuation des douleurs. »

Louis P., Salornay-sur-Guye

Glucosamine et chondroïtine sont réputées pour aider le cartilage à se régénérer. Il faut les prendre en cure sur de longues durées pour une efficacité optimale.

De l'hysope salvatrice

« En 1964, au Maroc, j'ai attrapé de l'asthme, ne pouvant plus respirer que difficilement. Je suis rentrée en France où, pendant trente ans, j'ai suivi scrupuleusement les ordonnances médicales, sans pour autant voir mon état s'améliorer. À la bibliothèque de ma ville, j'ai trouvé un roman écrit par une pharmacienne grecque. L'héroïne de son livre vivait dans la Grèce antique où elle-même, pharmacienne, distribuait des sachets d'hysope aux travailleurs de la mer pour les aider à respirer. J'ai filé à l'herboristerie et j'ai trouvé une petite poche d'herbe dans un énorme tiroir. Et je m'en suis fait une tisane… infecte : il faut lui ajouter du miel pour en améliorer le goût. J'ai été immédiatement soulagée. Et depuis 1994, je n'ai plus d'asthme, je respire enfin. »

Jeanine B., Bayonne

La liqueur d'ail

« Cette recette à utiliser en cas de crise d'asthme, je la tiens d'un agriculteur provençal : coupez une tête d'ail en fines lamelles et mettez à macérer quinze jours dans un litre d'eau-de-vie. Remuez chaque jour. Filtrez avec un linge fin. En cas de crise d'asthme, trempez un sucre dans cet alcool et sucez-le doucement. Attention : cette recette ne convient pas aux enfants ! »

M. R., Perpignan

Cette recette est employée en médecine populaire depuis de nombreuses années et semble effectivement donner de très bons résultats.

Des cigarettes aux plantes

Certaines plantes peuvent calmer les crises d'asthme et les prévenir. C'est le cas de la stramoine et de la sauge. Le Dr Valnet recommande de piler 15 g de feuilles de sauge sèches avec 30 g de feuilles de stramoine (à ne jamais utiliser autrement, car très toxiques) et d'en faire une vingtaine de cigarettes ou de fumer le mélange dans une pipe.

Infusion d'aigremoine

« Pour espacer mes crises d'asthme et les rendre moins violentes, j'ai trouvé une solution : il suffit de verser une cuillerée à café d'aigremoine dans une tasse et de couvrir d'eau bouillante, puis de laisser infuser dix minutes avant de filtrer. Depuis que j'ai lu ce conseil dans une vieille revue trouvée au grenier, j'en bois 3 ou 4 tasses par jour, entre les repas, et mes crises ont nettement diminué. »

Julien S., Foix

On reconnaît cette plante qui pousse le long des chemins ou à l'orée des bois à ses grandes feuilles très découpées et velues et à ses cinq fleurs jaunes qui fleurissent en été les unes après les autres, de bas en haut. Astringente, elle était autrefois couramment utilisée en cas de diarrhée ; ses feuilles séchées donnent aussi de très bons résultats sur l'asthme. Attention toutefois : elle est déconseillée en cas de constipation.

L'aunée, pour évacuer les sécrétions

L'aunée arbore de belles fleurs jaunes, mais seule sa grosse racine est employée, séchée et concassée, afin de préparer une décoction assez amère mais très efficace pour libérer les voies respiratoires en évacuant les sécrétions qui les encombrent. Jetez 30 g de racines lavées et séchées dans un litre d'eau froide et faites macérer une heure avant de porter sur le feu. Laissez bouillir une minute avant de retirer du feu puis infuser dix minutes sous un couvercle avant de filtrer. Il est conseillé d'en boire une tasse avant chaque repas.

Le bouillon blanc, ami des bronches

« Moi qui ne parvenais jamais à faire avaler mes tisanes à mes enfants (ils les trouvaient trop amères en général), j'ai réussi à calmer les crises d'asthme du petit dernier avec le bouillon blanc. L'infusion présente le grand avantage d'avoir bon goût (enfin une tisane que les enfants apprécient !), car les fleurs renferment des sucres délicieux. Il faut récolter les fleurs dès leur épanouissement et les mettre à sécher à l'ombre, délicatement. On les prépare tout simplement à raison d'une cuillerée à café infusée dix minutes dans une tasse d'eau bouillante. Filtrez bien, avec une passoire très fine, et faites-en boire 3 ou 4 tasses par jour. »

Catherine L., Marseillan

Le bouillon blanc est l'une des plantes les plus réputées pour ses effets bénéfiques sur les voies respiratoires. Les phytothérapeutes le recommandent depuis toujours, aussi bien en cas de bronchite (dans ce cas, les sifflements s'entendent à l'inspiration) que contre l'asthme. Attention cependant à bien filtrer l'infusion, au travers d'un linge fin, car la plante porte de petits poils qui peuvent irriter la gorge – l'effet obtenu serait alors opposé à celui attendu !

La marjolaine, adoucissante et expectorante

La marjolaine active l'évacuation des sécrétions bronchiques et possède des vertus antispasmodiques. Elle est donc tout indiquée contre l'asthme. On prépare ses sommités fleuries en infusion, comme les fleurs de bouillon blanc. Il est généralement recommandé d'en boire 2 à 3 tasses par jour, en fin de repas. Cette tisane, outre ses effets sur les bronches, est indiquée contre l'aérophagie, les migraines et l'insomnie.

Respirez les vapeurs de menthe

« Prise au dépourvu lorsque mon petit-neveu s'est mis à respirer difficilement (il était venu passer le week-end et avait oublié son nécessaire d'urgence en cas de crise d'asthme), j'ai eu l'idée d'aller cueillir des feuilles de menthe dans le jardin. J'en ai mis une bonne poignée dans une casserole d'eau bouillante et je lui ai fait respirer les vapeurs qui s'en dégageaient. Il a vite retrouvé une respiration fluide. »

Marie-Louise T., Souillac

Pour dégager les bronches, l'inhalation de feuilles de menthe donne d'excellents résultats. À défaut de feuilles de menthe, vous pouvez aussi verser 5 à 10 gouttes d'huile essentielle de menthe poivrée dans un bol et les recouvrir d'eau bouillante. Ensuite, il faut se pencher tout près du bol pour respirer les vapeurs qui s'en dégagent, la tête couverte d'une serviette de toilette

Le marrube blanc

De la famille des labiées, le marrube ressemble à ses cousines l'ortie blanche et la menthe ; il pousse un peu partout de façon sauvage. Sous ses apparences de mauvaise herbe, il cache bien son jeu : en effet, ses petites fleurs blanchâtres dégagent efficacement les voies respiratoires. Il faut récolter la plante entière, au moment de sa floraison (qui dure tout l'été) et la faire sécher. Versez 30 g de plante dans un litre d'eau froide et laissez macérer un quart d'heure avant de porter sur le feu. Faites chauffer jusqu'au frémissement puis éteignez le feu. Attendez un quart d'heure avant de filtrer. Buvez une tasse de cette tisane tiède 4 à 5 fois par jour.

Douce mauve

Les feuilles et fleurs de mauve, émollientes, sont conseillées contre l'asthme, mais aussi en cas de constipation. On les prépare exactement de la même façon que le marrube blanc.

AUDITION

Huile pour mieux entendre

« Pour les difficultés d'audition, faites cette préparation : mélangez 60 g de camomille, 60 g de rue et 60 g d'huile d'olive chaude, puis laissez macérer plusieurs jours. Filtrez puis, chaque matin et chaque soir, laissez-en tomber quelques gouttes dans les oreilles, en vous penchant pour les laisser pénétrer puis en mettant un petit coton. »

Marthe F., Coutençon

Attention à la rue (*Ruta graveolens*) : c'est une plante toxique à ne jamais employer en usage interne.

Petite pervenche et Ginkgo biloba

« Un peu dur de la feuille, comme disent mes petits-enfants, j'ai lu avec grande attention un article sur l'audition et la nutrition à la suite duquel j'ai immédiatement commencé une cure de *Ginkgo biloba* ct me suis mis à la recherche de vinpocétine… Autour de moi, personne ne semblait connaître. Heureusement, mon pharmacien qui a de la jugeote s'est empressé de m'en fournir. En fait, il est bon de préciser qu'il s'agit d'un extrait de petite pervenche.

Le pharmacien prépare des gélules de petite pervenche à base d'extrait sec. Il suffit ensuite d'en prendre 3 fois par jour (soit 15 mg de vinpocétine). J'ai commencé la cure de ginkgo et vinpocétine il y a maintenant quinze jours et j'ai l'impression que mes oreilles apprécient : j'entends un peu mieux. »

Marcel F., Strasbourg

Souffler dans le ballon

« Étant atteinte de surdité presque à 70 % depuis dix ans et cela subitement, j'ai à l'époque passé un scanner à l'hôpital Rothschild (à Paris) et l'on ne m'a rien trouvé ! D'autres examens ailleurs n'ont rien donné non plus ! C'est alors que, dans *Belle-Santé*, j'ai lu et relu dans la rubrique

"Trucs et Astuces" ce que Françoise S. (de la Vienne) écrivait. Elle expliquait qu'il fallait souffler dans un ballon (ou faire le travail en soufflant comme pour gonfler un ballon). J'ai donc fait cela aussitôt et je le fais maintenant 3 fois par jour. J'ai moi aussi craché le lendemain des glaires et le surlendemain aussi ! J'ai moi aussi baissé de beaucoup le son de ma télé, et depuis j'ai pu converser avec quelques personnes ! Je continue. »

Henriette C., Fougères

Bouche (problèmes de)

Infections buccales

« Je vous donne trois solutions aux infections buccales.

Des bains de bouche à l'eau salée (gros sel de mer iodé) à la dose d'environ une cuillerée à soupe pour un verre moyen auquel on ajoute une goutte d'eau de Javel. L'eau doit être très chaude pour que le sel fonde. Il faut le faire de préférence après un repas, en se lavant les dents auparavant. Gardez ce bain de bouche chaud deux minutes dans la bouche, et SURTOUT n'avalez pas.

Le bleu de méthylène en poudre (en respectant le rapport de 2 pour 100, à commander en pharmacie) est un désinfectant général – peu employé de nos jours. Il guérit aussi les maux de gorge : badigeonnez la bouche une fois par jour après vous être lavé les dents. Pour l'utiliser, prenez une baguette de bois (de celles utilisées pour les brochettes, par exemple), coupez-en la pointe et enroulez dessus du coton hydrophile. Mouillez d'un peu d'eau la partie de coton en contact avec le bois et trempez le bout "libre" dans le flacon. Frictionnez ainsi l'intérieur de la bouche. Avalez le liquide : il désinfectera en même temps la gorge et les voies urinaires. Vous allez uriner bleu, c'est normal.

Solution plus agréable et plus facile : faites des bains de bouche à l'eau-de-vie à 40° ou 45°, un petit verre à liqueur dans la bouche 2 à 3 fois par jour. Ça brûle un peu. Gardez dans la bouche trois à quatre minutes puis crachez. »

G. I., Marmande

Pour la première recette, l'eau de Javel doit inspirer la méfiance : il ne faut ABSOLUMENT PAS avaler une goutte du mélange, et surtout ne pas mettre plus d'une goutte de Javel dans le verre !

Huile de tournesol pour la santé des dents et des gencives

« Voici une méthode très simple (du Dr Karach) qui vient rapidement à bout des problèmes buccaux : prendre, le matin au lever, à jeun, une cuillerée à soupe d'huile de tournesol (bio) et la garder en bouche vingt minutes en la passant entre les dents avec la salive. Surtout, ne pas avaler ! L'huile est devenue toxique. Se rincer plusieurs fois la bouche après avoir recraché, puis se laver les dents. »

Maryse P., Digne-les-Bains

Il paraît que non seulement les gencives et les muqueuses s'en portent mieux, mais que les dents deviennent plus blanches au fil du temps.

Cure thermale à Saint-Christau en cas de lichen plan

« Je souffrais d'un lichen plan absolument insupportable. J'ai suivi une cure thermale et, dès la première fois, j'ai été soulagée. Dire que je suis guérie, non ; mais ce que j'éprouve de temps en temps est bien supportable. Je n'ai plus jamais saigné de la bouche. Je me suis trouvée avec des malades qui souffraient de la langue, et tous étaient heureux des résultats obtenus. Cette cure se déroule à Saint-Christau dans les Pyrénées-Atlantiques. »

Mme D., Bouaye

Huile essentielle d'arbre à thé contre le mal à la langue

« Prendre 2 à 3 fois par jour 2 gouttes d'huile essentielle d'arbre à thé sur un sucre. Résultat : excellent ! Très nette amélioration, et enfin un résultat concret. »

Jean M., Paris

Calendula pour les boutons sur la langue

« Je suis très nerveuse avec pour conséquences des maux d'estomac et une glossite, avec bouton sur la langue, voire sur le côté. Ça peut picoter, mais c'est douloureux aussi. Je me soigne régulièrement avec de la teinture-mère de *Calendula officinalis* (en pharmacie). Je la pose directement à l'endroit douloureux. On peut la diluer, mais à mon avis c'est bien mieux pur. Ça brûle un peu, on garde en bouche jusqu'à diminution de la sensation désagréable de brûlure et on recrache sans rincer, matin et soir, pendant quelques jours et aussi souvent que nécessaire. »

Lucette D., Liffol-le-Grand

Bouffées de chaleur

Sanguisorbe

Cette plante dont le nom latin, *Sanguisorba*, signifie « qui absorbe le sang », est habituellement employée en médecine populaire pour faire stopper les saignements. Elle peut aussi se révéler efficace pour atténuer les bouffées de chaleur dues à la ménopause. Il faut la prendre sous forme de teinture-mère *Sanguisorba officinalis* (en pharmacie), à raison de 25 gouttes dans un demi-verre d'eau matin, midi et soir.

Le cimicifuga, trop efficace sans doute

Autre plante souvent capable d'atténuer les bouffées de chaleur, le cimicifuga, également appelé actée à grappes (*Actæa racemosa* en latin), a presque disparu des rayons des pharmacies, parapharmacies et magasins de diététique ces derniers temps. Pourquoi ? Pour une histoire de suspicion d'atteintes hépatiques chez quelques utilisateurs. Or, cette plante est employée sans aucun accident depuis des millénaires ! Mieux : elle protègerait contre le cancer du sein… En effet, une récente étude menée par des chercheurs de l'université de Pennsylvanie (États-Unis) montre que les femmes prenant régulièrement du cimicifuga ont environ 60 % de risques en moins de souffrir d'un cancer du sein, comparativement à celles qui n'en prennent pas. Au cours de cet essai, 949 femmes ayant eu un cancer du sein et 1 524 femmes en bonne santé ont été suivies par les chercheurs. D'autres études tendraient à prouver que le cimicifuga aurait une action antiproliférative sur les cellules cancéreuses ainsi que des effets antiœstrogéniques et antioxydants.

En pharmacie, on trouve encore la plante sous forme de teinture diluée au dixième, ou bien sous forme de comprimés. Certains fabricants continuent également à commercialiser la plante sous forme de gélules.

Une tisane d'aubépine pour éviter le sauna

« Pour moi, la ménopause s'est annoncée à la manière d'un sauna. Tout d'un coup, sans même que la température extérieure ne change d'un degré, je me trouvais en nage. On m'a bien proposé de prendre un traitement, mais il y avait des inconvénients, des effets secondaires… Alors j'ai demandé conseil à un ami passionné de médecine naturelle. Il m'a conseillé l'infusion d'aubépine. Depuis, je suis tranquille, et en plus je dors beaucoup mieux. »

Ghislaine R., Besançon

L'aubépine agit à la fois sur la circulation, sur la tension artérielle et sur l'anxiété. On la conseille donc très souvent en cas de ménopause pour limiter les bouffées de chaleur. Pour préparer une infusion de fleurs, comptez une cuillerée à café par tasse d'eau bouillante, infusée dix minutes. Prenez-en 2 à 3 tasses par jour. C'est aussi une excellente solution pour ne pas avoir de palpitations.

De la noix de cyprès

Plante qui régule la circulation et agit sur le système hormonal, le cyprès atténue les bouffées de chaleur dues à la ménopause. Prenez-le en teinture-mère (vendue en pharmacie), à raison de 30 à 60 gouttes avant les deux principaux repas, dans un demi-verre d'eau.

La fée Hamamélis

« J'ai dû trouver une solution à ces suées qui me gâchaient la vie – je veux dire les fameuses bouffées de chaleur qui signent la retraite de nos ovaires ! Parmi les plantes qui me semblaient les plus indiquées, j'ai choisi le noisetier de la sorcière. Je le prépare en décoction à raison d'une cuillerée à dessert de feuilles coupées dans une tasse d'eau, à faire bouillir deux minutes puis à laisser infuser de cinq à dix minutes. Et j'en bois 2 tasses par jour. Je peux dire que les bouffées ont nettement diminué : on devrait plutôt dire "noisetier de la fée". »

Madeleine T., Menton

De son vrai nom hamamélis, cette sorte de noisetier venue d'Amérique du Nord est devenue un médicament naturel classique en cas de troubles circulatoires ; on le surnomme la « digitaline des veines ». Il est recommandé aussi bien contre les bouffées de chaleur qu'en cas de varices ou d'hémorroïdes.

Le marron d'Inde

Efficace contre les bouffées de chaleur, le marron d'Inde est aussi le médicament naturel idéal contre les hémorroïdes. Il s'emploie en décoction à raison d'une poignée de copeaux d'écorce pour un litre d'eau. Faites bouillir pendant quinze minutes. Buvez le litre en deux jours. C'est très amer. Si vous trouvez la décoction difficile à boire, préférez-lui l'intrait de marron d'Inde (vendu en pharmacie), plus facile à avaler.

Sauge : la solution ancestrale

La sauge est sans aucun doute la plante employée le plus souvent et depuis le plus longtemps pour résoudre les problèmes typiques de la ménopause. Sans doute sa richesse en principes actifs très proches de nos hormones y est-elle pour beaucoup. On l'utilise en infusion à raison de 20 g de fleurs et feuilles pour un litre d'eau bouillante. Faites infuser. Buvez-en 3 tasses par jour.

Les graines de lin

Riches en lignanes, des substances agissant sur la régulation hormonale, ces graines ont le triple avantage de soulager les problèmes liés à la ménopause tout en améliorant le transit intestinal et en apportant quantité d'oméga 3. On les trouve facilement dans les magasins de produits biologiques. Ces graines, assez dures, doivent être trempées pour que vous puissiez les croquer. La bonne solution : en mettre une cuillerée à café dans un verre d'eau avec 1 ou 2 pruneaux, le soir, et laisser macérer toute la nuit. Le matin, mangez les pruneaux et les graines de lin puis buvez l'eau.

Les phytœstrogènes

Les plus connus des phytœstrogènes sont sans doute les isoflavones de soja qui, souvent, atténuent les symptômes liés à la ménopause. On les trouve dans toutes les pharmacies et dans les magasins de produits naturels… Aujourd'hui, de nombreux compléments alimentaires contiennent également d'autres phytœstrogènes, extraits de graines de lin, sauge, houblon, etc.

BRONCHITE

Bain au pin

« Je ne suis plus tout jeune et, depuis quelques années, je souffrais chaque hiver de bronchite et de vieilles douleurs ! Depuis deux ans et grâce à une voisine, je suis sauvé par des bains. Je cueille de petites branches de pin jusqu'à en remplir un bon panier, puis je jette les aiguilles dans une grande bassine pleine d'eau (elle contient au moins 10 litres !) et je fais chauffer. Je laisse bouillir pendant presque deux heures, puis j'ajoute (en filtrant) à l'eau de mon bain. Je suis retraité, ça me laisse le temps de ramasser autant d'aiguilles que nécessaire… Et je prends un bain au pin 2 fois par semaine, jusqu'en avril, lorsque les journées se font plus douces. Plus de rhume, plus de bronchite et mes articulations sont bien moins douloureuses. »

Bernard M., Thaon-les-Vosges

Si vous n'avez pas le temps, comme Bernard, de ramasser des aiguilles de pin et de préparer une décoction, vous pouvez utiliser de l'huile essentielle de pin sylvestre. Versez-en 20 gouttes dans une base pour bains ou dans une cuillerée à soupe de lait en poudre et passez le tout sous le robinet de votre baignoire.

Le sirop de radis noir ou de navet

« Si vous êtes sujet aux bronchites, prenez les devants en fabriquant un sirop très efficace : creusez un navet ou un radis noir et remplissez-le de sucre. Récoltez le sirop qui s'en écoule et prenez-en 3 à 4 cuillerées à café par jour. »

Maurice F., Nice

Il faut choisir un navet bien gros. Radis noir ou navet, suspendez-le de manière à ce que le sirop s'écoule comme un goutte-à-goutte, surtout si c'est pour les enfants : ça les amusera beaucoup !

Oignon

« Nous nous transmettons de génération en génération ce remède miracle contre la toux : dans un saladier, placer une couche de gros oignons épluchés coupés en rondelles puis, par-dessus, une couche de sucre de canne roux puis une autre couche d'oignons, de sucre… Laisser macérer plusieurs heures, un sirop liquoreux apparaît. Prendre 3 à 4 cuillerées à soupe dans la journée. À éviter le soir une fois couché, car le lavage des dents est obligatoire après absorption. Efficacité garantie. »

Maryse T., Le Havre

Ce sirop est en effet bien connu en médecine populaire. Contre la toux, plusieurs légumes peuvent être utilisés en sirop : le radis noir, la carotte, le navet, le chou rouge… On choisit en fonction de celui qu'on a sous la main, avec une préférence pour le sirop de carottes s'il s'adresse aux enfants car il présente l'avantage d'avoir meilleur goût.

Massage des bronches

« À la suite d'un vaccin antigrippe effectué il y a cinq ans, mon mari, 80 ans, a été très malade. Il toussait toujours malgré l'homéopathie, le sirop, les pastilles, les plantes, etc. Sa toux persistait. Et c'est dans un de vos hors-séries (hors-série *Belle-Santé* n° 4) que j'ai lu une recette concernant le massage des bronches. Mon mari était essoufflé lorsqu'il montait les marches. Après application de l'huile indiquée sur sa poitrine et sur son dos pendant trois jours, son essoufflement a disparu et sa toux a diminué. Voici la fameuse recette pour les bronches : 10 cl d'huile végétale, 50 gouttes d'huile essentielle de térébenthine, 20 gouttes d'huile essentielle de niaouli, 20 gouttes d'huile essentielle d'eucalyptus, 10 gouttes d'huile essentielle de thym. »

Mme L., Rouen

La violette, en grog ou en sirop

« Ma tante, quand nous passions nos vacances d'été chez elle, nous donnait à boire un sirop de violette dont voici la recette : 100 g de fleurs sèches ou fraîches, 400 g de miel, 300 cl d'eau, le tout à chauffer jusqu'à consistance d'un sirop et éventuellement à filtrer. Elle nous en donnait 2 à 3 cuillerées le soir. C'était son remède pour nous éviter, l'hiver suivant, d'attraper rhumes et bronchites., Je ne sais si c'est dû à son traitement, mais jamais je n'ai manqué l'école ! Quant à elle, elle se préparait son petit grog : une infusion de violettes avec du citron et de l'eau-de-vie. »

Juliette M., Quimper

La violette, adoucissante, est une plante pectorale bien connue. Il est plus rare de l'utiliser en prévention qu'en soin, tout simplement, lorsque la bronchite est déclarée.

Le bouillon blanc pour les joues bleues et les nez rouges

Des études menées au cours de ces dernières années montrent que la décoction de fleurs de bouillon blanc inhibe la propagation du virus grippal. On sait aussi qu'elle a une action antiseptique et lutte contre l'inflammation des muqueuses. En plus, elle calme la toux et favorise l'expectoration : c'est le remède spécifique contre les trachéites et les bronchites. À l'heure actuelle, le bouillon blanc entre d'ailleurs dans la composition de très nombreux produits pharmaceutiques destinés à combattre les affections respiratoires. Vous avez froid aux joues, le nez rouge, la gorge irritée, les bronches enflammées ? N'attendez pas que la maladie prenne de l'ampleur. Soignez-vous avec le bouillon blanc. Vous pouvez l'utiliser en tisane à raison d'une poignée de fleurs par litre d'eau. Faites infuser dix minutes et filtrez avec un linge fin pour retenir tous les poils du calice ou des étamines. Buvez 3 tasses par jour, de préférence loin des repas.

La guimauve

« Pour chasser la toux, la bronchite et autres laryngites ou trachéites… Bref, pour calmer les irritations de la gorge et des voies respiratoires en général, la guimauve est, je crois, l'un des meilleurs remèdes. Je l'utilise en infusion de feuilles et fleurs que je récolte dans mon jardin et que je fais sécher. Dès que je sens un mal de gorge arriver ou mon nez se boucher, je commence une cure à raison de 3 ou 4 tasses par jour : une cuillerée à café de plante sèche par tasse, infusée dix minutes. »

Georges Y., Lens

La guimauve est ce que l'on appelle une plante émolliente, car elle contient des mucilages adoucissants. Voilà pourquoi on l'utilise avec succès contre toutes sortes d'inflammations : celles de la gorge et des voies respiratoires, bien sûr, mais aussi en cas de désordres intestinaux ou urinaires.

Mon bain au thym

« Évidemment, c'est plus facile pour moi de réaliser cette recette (j'habite le Midi) que pour un Normand ou un Picard, mais on peut toujours trouver l'ingrédient majeur, le thym, dans une boutique de produits naturels ! En cas de bronchite, je fais bouillir 400 g de thym dans 4 litres d'eau pendant quelques minutes, décoction que j'ajoute à l'eau de mon bain. En général, ça suffit pour me remettre d'aplomb. Quand je ne suis pas guéri du premier coup, je recommence le lendemain ! »

Marcel R., Aix-en-Provence

Le thym est l'un des meilleurs remèdes contre toutes les affections dues au refroidissement, dont la bronchite chronique, car il fluidifie les mucosités et facilite l'expectoration. Vous pouvez aussi utiliser ce bain aromatique en cas de goutte, de fatigue, d'arthrite et de rhumatismes en général.

L'infusion de lierre terrestre

Non seulement le lierre terrestre agit sur les ballonnements, mais il stimule aussi les bronches (qui peinent parfois à évacuer les sécrétions). Faites infuser une cuillerée à café de feuilles sèches dans une tasse d'eau bouillante pendant dix minutes. Buvez 3 à 4 tasses par jour.

L'infusion de myrte

« Dans le maquis, je prélève quelques feuilles de myrte et je les mets à sécher. En cas de bronchite, j'en prépare une tisane en versant 20 cl d'eau bouillante sur une cuillerée à café de feuilles sèches. Je laisse infuser dix minutes avant de filtrer et de boire. Deux tasses par jour suffisent généralement pour me débarrasser de mes problèmes en moins d'une semaine. »

Lucien A., Bastelica

Désinfectant et balsamique, le myrte est recommandé contre les bronchites chroniques ou aiguës. L'*Ancien Testament* mentionnait déjà ses vertus ! On trouve aussi de l'huile essentielle de myrte rouge. Pour l'utiliser, versez-en 50 gouttes dans 10 cl d'huile végétale et massez-vous le torse avec ce mélange.

Sirop d'ail

Puissant antiseptique pulmonaire, l'ail est aussi utile contre les bronchites chroniques que contre les bronchites aiguës. Épluchez 50 g d'ail et faites bouillir les gousses dans 20 à 25 cl d'eau pendant deux minutes. Ajoutez 50 g de miel et remuez bien. Prenez-en une cuillerée à café 2 ou 3 fois par jour pour calmer la toux.

Le tussilage

« On dit toujours que fumer fait mal à la gorge… Mais tout dépend de ce que l'on fume ! Mon grand-père, qui avait des difficultés respiratoires (sans doute de l'asthme), les soignait en se roulant des cigarettes de tussilage. Il ramassait les feuilles à la fin de l'été, les faisait sécher et les conservait dans une boîte en carton. Dès qu'il respirait mal, il émiettait soigneusement les feuilles, se roulait une cigarette et la fumait. Après, il se sentait beaucoup mieux ! »

Jacques V., Bourges

Le tussilage est une plante pectorale, calmante et adoucissante qui peut, même en étant fumée, calmer les quintes de toux.

Miel et citron

« L'hiver, je m'enrhume facilement et ça me "tombe" sur les bronches. Pour enrayer le mal, j'utilise un mélange de miel et de citron : pressez un gros citron et ajoutez 5 cuillerées à soupe de miel. Mélangez. Prenez une cuillerée à café au moment des quintes de toux. »

Irène T., Clermont-Ferrand

Miel et citron sont d'excellents désinfectants de la sphère ORL.

La tisane de laurier

Il s'agit du laurier sauce : faites très attention à ne pas le confondre avec son cousin le laurier-rose, qui est un poison violent. Mettez-en 3 ou 4 feuilles au fond d'une tasse avec une cuillerée à soupe d'écorces d'orange sèches. Couvrez d'eau bouillante et laissez infuser un quart d'heure avant de boire.

Jus bronzant

« L'été, je bois chaque matin un jus de fruits et de légumes que je prépare moi-même, avec une centrifugeuse. Je varie les recettes, en mettant toujours une carotte qui me donne bonne mine ! Voici l'un de mes mélanges préférés : une carotte, un quart de bulbe de fenouil (délicieusement anisé) et une pêche ou 2 abricots. C'est absolument délicieux et je suis sûre que c'est grâce à cette habitude que je bronze vite et sans coup de soleil ! »

Élisabeth G., Niort

Le fenouil est digestif et diurétique. La carotte et la pêche ou les abricots sont, quant à eux, des mines de bétacarotène : Élisabeth a raison de penser qu'ils ne sont pas pour rien dans la jolie couleur et la protection de sa peau.

Brûlures

Avant même de vous donner des « trucs » pour guérir plus vite, rappelons ceci : quand on se brûle, la première des réactions à avoir, la bonne, l'indispensable, consiste à refroidir la zone brûlée en la plaçant sous l'eau. L'eau doit être fraîche (pas glacée) et il faut la laisser couler longuement sur la blessure (plusieurs minutes). En effet, même lorsque la source de chaleur est retirée, si vous ne refroidissez pas la zone atteinte avec de l'eau, la brûlure continue, en profondeur.

Tégarome

« Je suis très distraite et je me brûle fréquemment les doigts avec le couvercle d'une casserole ou mon fer à repasser. Le pire, c'est que je ne sens pas aussitôt la douleur. Mais quelques secondes après, je déguste ! La peau devient blanche et pique horriblement. Alors je place mes doigts sous un filet d'eau pendant quelques minutes puis je me masse avec du Tégarome. Quand la brûlure est forte, je prépare des compresses imbibées de Tégarome et je les garde toute la nuit. Non seulement la douleur disparaît presque immédiatement, mais je n'ai aucune cicatrice. »

Arlette E., Bordeaux

La formule de Tégarome, mise au point par le Dr Valnet à partir d'huiles essentielles de grande pureté, est l'un des soins les plus efficaces pour soigner les brûlures. On la trouve en pharmacies et parapharmacies. Le plus simple est d'en tamponner délicatement la zone brûlée puis d'en imbiber une compresse et de la maintenir sur la plaie.

Sel fin

« Passer le point de brûlure sous l'eau fraîche durant plusieurs minutes puis saupoudrer de sel fin. "Dépoussiérer" quand le sel est bien sec. »

Christian N., Villelongue

Gelée de groseilles

« Une voisine m'a dit que la gelée de groseilles était un remède excellent contre les brûlures. J'ai essayé, après m'être brûlé un doigt en sortant du four un plat très chaud. J'ai passé ma main sous l'eau froide pendant deux longues minutes puis j'ai mis de la gelée directement sur la brûlure. Je n'ai pas eu de cloques et la souffrance a disparu en quelques secondes. »

Marie-Françoise D., Annecy

Chlorure de magnésium

« J'utilise le chlorure de magnésium en externe pour soigner les petits bobos : coupures, brûlures, etc. J'en ai toujours avec moi, dans ma valise de toilette, à la cuisine, sur mon lieu de travail, que je transporte dans un petit flacon vaporisateur. »

Christiane C., Ville-en-Selve

Une prière qui guérit

« Je vous donne une prière efficace en cas de brûlures, zona et radiothérapie. Elle semble circuler dans les campagnes et se transmet au fil des générations.

« Feu du ciel retire ta chaleur *(faire une croix sur le mal)*/Comme Judas perdit ses couleurs *(une croix sur le mal)*/En trahissant Notre Seigneur/Dans le jardin des oliviers *(une croix sur le mal). »*

Réciter ensuite 5 *Pater* et 5 *Ave*. Il faut parfois le faire trois jours de suite, mais toujours en nombre impair. »

Suzanne C., Haute-Saône

Plusieurs lectrices et lecteurs m'ont envoyé cette prière et y recourent avec succès. Ça vaut la peine d'essayer… à condition de connaître ses « classiques » ou de demander le texte des *Pater* et des *Ave* à un catholique pratiquant de vos connaissances !

Argile blanche

« Ma fille aînée, quand elle avait 7 ou 8 ans, s'était brûlée avec un pot d'échappement en faisant de la moto – une véritable petite moto. La peau avait été emportée. Il était 23 heures et je n'avais rien sous la main pour les brûlures. À cette époque-là, je me soignais avec de la poudre d'argile blanche. J'ai saupoudré sa brûlure avec, comme si c'était du talc. Elle a été soulagée immédiatement, a guéri très vite et sans cicatrice. Bien sûr, je saupoudrais la plaie assez souvent. »

Magdeleine C., Ardèche

L'argile est un excellent cicatrisant. Elle peut aussi accélérer la guérison de coupures et autres blessures.

Pomme de terre

« Voici une recette antibrûlures : de la pomme de terre simplement coupée en rondelles (genre chips) à appliquer au fur et à mesure sur la brûlure. Mon épouse en a fait l'expérience. Un four à gaz malencontreusement ouvert par un enfant lui a explosé au visage. Je l'ai emmenée immédiatement chez un docteur voisin, et à ma grande surprise celui-ci a employé cette méthode vraiment efficace : pas une cicatrice. »

Maurice C., Llupia

Les cataplasmes de pomme de terre crue sont en effet très souvent conseillés dans les ouvrages de médecine populaire.

Huile d'olive et blanc d'œuf

Battez ensemble 2 cuillerées à soupe d'huile d'olive et un blanc d'œuf. Appliquez sur la brûlure.

L'huile de la Saint-Jean

Mettez 500 g de fleurs fraîches dans un litre d'huile d'olive, le tout dans un bocal de verre placé au soleil. Laissez macérer six semaines en tournant le bocal d'un quart de tour chaque jour. Filtrez.

Si vous ne voulez pas attendre un mois et demi, placez les 500 g de fleurs fraîches dans un mélange d'un litre d'huile d'olive et un demi-litre de vin blanc. Laissez macérer trois jours puis portez le mélange au bain-marie et laissez bouillir jusqu'à complète évaporation du vin. Filtrez.

Dans les deux cas, vous obtenez une huile très rouge, à conserver en flacon de verre bouché pour un usage tout au long de l'année sur les brûlures et de nombreux autres petits maux :

- en compresses sur les plaies, écorchures et irritations de la peau. Le soulagement est immédiat et la cicatrisation accélérée ;
- en frictions, après chauffage léger au bain-marie, sur les articulations douloureuses en cas de rhumatismes, lumbago, sciatique et goutte.

La consoude

Si vous disposez de cette plante, prélevez-en des racines, nettoyez-les et broyez-les, fraîches, pour les appliquer en cataplasme sur la brûlure. Évidemment, ce n'est pas le « truc » le plus simple, mais si vous n'avez que de la consoude sous le coude…

BURSITE

Truc mis en pratique par moi-même

Un matin, j'ai été réveillée par une douleur au coude. Il était rouge, enflé, avec une espèce de boule qui roulait sous les doigts… et vraiment très douloureux ! Deux jours plus tard, je sus que mon coude était atteint d'un hygroma (ou bursite, c'est-à-dire de l'inflammation d'une bourse séreuse). Que propose la médecine dans ce cas ? Une ponction, d'abord. Puis, si ça ne suffit pas, des infiltrations de corticoïdes. Et en dernier ressort, une intervention chirurgicale. J'ai préféré expérimenter des remèdes moins effrayants…

Cataplasmes d'argile verte dans la journée, renouvelés toutes les heures (3 ou 4 fois de suite) et, la nuit, cataplasme de feuilles de chou vert. Je prélevais simplement 3 belles feuilles, j'enlevais les grosses côtes, j'écrasais bien au rouleau à pâtisserie puis je posais comme des compresses, en 3 épaisseurs, sur mon coude, le tout étant maintenu avec une bande. Évidemment, il vaut mieux éviter de dormir la tête près du coude parce que ça sent fort… Mais deux nuits ont suffi et ma bursite s'est envolée !

Calculs salivaires

Du citron pressé

« Depuis quelques semaines, à cause de calculs salivaires, ma joue gauche enflait au cours de la journée, causant une douleur assez forte. Un collègue de travail, sympathique, m'a conseillé la chose suivante : le matin au lever, à jeun, prendre le jus de 2 demi-citrons bien pressés à la main, avaler comme on peut ce jus sans rien y ajouter. Recommencer tous les matins, toujours à jeun. Le quatrième jour, au moment de prendre en main le premier demi-citron, la salive a jailli de ma bouche avec puissance jusque sur la table. J'ai continué encore deux jours et me suis rendu compte que mon calcul salivaire était parti, entraîné par la salive qui sortait tous les matins en surabondance de ma bouche. Simple, efficace et peu coûteux (6 citrons utilisés). »

Angelo P., Paris

Cellulite

Les compresses de lierre

Facile à trouver, le lierre grimpant se colle aux vieux murs. Prélevez 200 g de feuilles et faites-les cuire à feu doux pendant trois heures dans un litre d'eau. Filtrez et faites des compresses imbibées de la décoction encore chaude sur votre cellulite. Laissez agir une vingtaine de minutes. Recommencez aussi souvent que possible.

Enveloppement de feuilles de chou

« Pour faire fondre la cellulite, voici ma technique : je place 3 épaisseurs de feuilles de chou sur les zones à cellulite (dans mon cas, ce sont les fesses !) que j'entoure d'un film alimentaire transparent. Bien sûr, il faut du chou bio (il est de mon jardin) et cueilli depuis peu. Gardez le "pansement" deux heures par jour. Je rince en frottant avec une éponge en loofah. Pour tenir les feuilles de chou avant de mettre le film, deux possibilités : soit mouiller les feuilles avec de l'eau chaude, soit entourer préalablement d'une bande de gaze. Avec ce système, en trois semaines, j'ai réussi à fondre de quelques centimètres et mon épiderme a perdu son aspect peau d'orange. »

Juliette R., Bergerac

Ne faites pas ça devant un galant… l'odeur n'est guère attirante.

Les frictions de varech

« Si vous êtes au bord de la mer, exploitez les vertus anticellulite du varech : frictionnez avec ces algues les zones engorgées aussi souvent que possible. Je l'ai fait chaque jour cet été et ma cellulite a bien diminué ! »

Nadine P., Saint-Jean-de-Védas

Le varech a des propriétés amincissantes certaines. Cependant, il faudrait s'astreindre pendant plusieurs semaines à des frictions quotidiennes pour réellement faire disparaître (ou bien diminuer) la cellulite, et ce n'est pas toujours facile.

Massage aux huiles essentielles

Versez 40 gouttes d'huile essentielle de citron, 20 gouttes d'huile essentielle de sauge et 40 gouttes d'huile essentielle de cyprès dans 10 cl d'huile d'olive ou d'amande douce. Faites pénétrer cette huile sur les zones cellulitiques en massant (même si ça fait mal !) chaque jour après la douche ou le bain.

Cataplasme au fromage blanc

« J'ai trouvé une astuce pour atténuer ma cellulite. Deux ou trois fois par semaine, après ma douche, je sacrifie un pot de fromage blanc à mes cuisses et je dois dire que c'est efficace ! Je me tartine la "culotte de cheval" avec du fromage blanc battu à 40 % de matières grasses, en couches bien épaisses. Je couvre avec des mouchoirs en papier (ça limite les coulures !) et je laisse agir une demi-heure avant de rincer. Ensuite, je masse avec une huile au citron. »

Marie-Laurence P., Paris

Cataplasme d'argile à la reine-des-prés

Faites infuser une poignée de reine-des-prés dans un demi-litre d'eau bouillante pendant dix minutes. Délayez de l'argile verte dans cette infusion jusqu'à obtenir une pâte bien lisse à appliquer sur vos zones engorgées. Laissez en place une demi-heure puis rincez à l'eau tiède.

Cataplasme à la sauge

Faites infuser 5 cuillerées à soupe de feuilles de sauge sèches dans un demi-litre d'eau bouillante pendant un quart d'heure. Filtrez. Délayez dans cette infusion de l'argile verte en poudre jusqu'à obtenir une pâte bien lisse et homogène. Appliquez sur vos rondeurs et laissez agir jusqu'à ce que l'argile soit sèche. Rincez à l'eau tiède.

CHEVEUX BLANCS

Colorant naturel thé-oignon

« Voici ma recette : prendre une grosse poignée de pelures d'oignon et une grosse pincée de thé, les faire bouillir dans 50 à 60 cl d'eau pendant vingt minutes. Après le shampooing, bien rincer et sécher un peu. Appliquer ensuite cette eau par petits coups sur les cheveux, sécher. Je le fais une fois par semaine et ça donne un très bon résultat. »

Anne A., Manche

Pour les cheveux blancs qui jaunissent

Faites bouillir une bonne poignée de fleurs de camomille dans un litre d'eau pendant cinq minutes. Versez le tout dans un flacon et laissez macérer une semaine à l'abri de la lumière. Filtrez ensuite et utilisez cette lotion après le shampooing, en laissant sécher sans rincer.

Reflets orangés pour cheveux blancs

Faites infuser une bonne poignée de fleurs de souci et une pincée de safran dans un demi-litre d'eau bouillante pendant dix minutes. Filtrez puis versez sur vos cheveux encore humides après votre shampooing et massez pour bien répartir. Laissez sécher sans rincer.

Vinaigre de cidre et miel

« Quand votre taux de cholestérol est trop élevé, prenez, avant les repas, une cuillerée à café de vinaigre de cidre et une cuillerée à café de miel dans un verre d'eau tiède. Ce remède fait aussi merveille en cas d'anémie. »

Marguerite F., Besançon

Une alimentation riche en huiles végétales (olive et colza) et en phytostérols (nouvelles margarines) donne aussi de bons résultats. Pensez à ne consommer les graisses animales que le matin. C'est le matin que le foie fabrique le cholestérol (85 % de notre cholestérol est fabriqué par le foie) ; s'il en reçoit de l'extérieur, il freine de lui-même sa fabrication. Si vous êtes amateur de fromages et de beurre (voire de charcuterie !), contentez-vous de les consommer le matin. Ensuite, dans la journée, passez aux graisses végétales – sauf les huiles de palme, de coco ou de coprah, très souvent présentes dans les produits « tout prêts » et très riches en acides gras saturés, matières premières pour la fabrication du cholestérol. Le soir, préférez les huiles de colza et d'olive : en effet, c'est le soir que les bons acides gras, eux, sont le mieux assimilés. Si vous prenez des huiles de poisson en complément alimentaire pour leur richesse en oméga 3, c'est le moment !

Grains de café vert

« Simplement un petit truc pour faire baisser le cholestérol... Pendant neuf jours, boire la préparation suivante : écraser 9 grains de café vert (le matin) ; laisser macérer dans un verre d'eau tiède pendant 24 heures. Boire ce verre le matin à jeun. Renouveler la cure tous les mois. »

Michel L., Fontignan

Les 2 pommes

La pomme est très intéressante en cas de taux de cholestérol élevé. La pectine qu'elle contient lui donne cette propriété, car cette fibre joue un rôle fondamental dans l'élimination des sels biliaires intervenant dans la fabrication de cholestérol par l'organisme lui-même. Des études menées à l'université de Toulouse ont montré qu'en mangeant 2 pommes par jour, on pouvait faire chuter son taux de mauvais cholestérol – et améliorer le rapport bon/mauvais cholestérol. Les résultats sont encore meilleurs si on consomme les pommes avec leur peau – bien entendu, en les ayant lavées auparavant et en choisissant des pommes non traitées.

La lécithine de soja

« Quand j'ai vu mon taux de cholestérol prendre des proportions inquiétantes, j'ai suivi le conseil d'un ami médecin : j'ai saupoudré mes aliments de 2 cuillerées à soupe de lécithine de soja… Trois mois plus tard, mon taux de cholestérol était redevenu tout à fait raisonnable. »

Jean-Marc C., Pau

On trouve la lécithine de soja en poudre ou en paillettes dans les rayons diététiques. Dénuée de saveur, elle peut donc être ajoutée à n'importe quel aliment. Elle agit comme un véritable « nettoyeur » des artères. C'est pourquoi, au début de la cure, le taux de cholestérol sanguin peut augmenter : le cholestérol se décollant des parois artérielles se retrouve dans le sang avant d'être éliminé ! Généralement, on conseille d'attendre deux mois de cure avant de procéder à une nouvelle analyse de sang : plus tôt, les analyses risquent de vous effrayer au lieu de vous rassurer.

Chute des cheveux

Levure de bière

« Contre la chute des cheveux et pour leur bon état ensuite, prendre pendant deux mois au moins, chaque jour, 15 comprimés de levure de bière. Quand la chute a cessé, continuer à prendre 7 à 8 comprimés tous les jours pendant un mois. Ces comprimés donnent également des résultats épatants pour la beauté de la peau et redonnent vigueur aux ongles cassants. »

Caroline E., Le Fiulet

La levure est en effet une alliée de la peau, des ongles et des cheveux. Pour le nombre de comprimés, tout dépend de la levure choisie. Je pense que cela peut être très efficace sur certaines formes de chute de cheveux, liées à la fatigue, au stress, à une alimentation peu variée… Mais cela ne peut remédier radicalement à une alopécie masculine, ou féminine après la ménopause.

Alfalfa

« J'ai essayé avec succès le traitement suivant : 40 gouttes de teinture-mère d'alfalfa (ou luzerne, en pharmacie) 3 fois par jour. Ma chute de cheveux a été stoppée en deux jours et j'ai 85 ans ! On peut aussi en prendre sous forme de gélules, une au cours de chaque repas. »

Mme D., Massugas

Orties

« Je vous envoie ma recette pour éviter la chute des cheveux. Dans un demi-litre d'alcool à 60 °, un demi-litre d'eau et un demi-litre de vinaigre blanc, il faut laisser macérer pendant dix jours 100 g de feuilles d'orties piquantes. Filtrez, exprimez et frictionnez le cuir chevelu avec cette lotion chaque soir au coucher. Depuis que j'utilise cette recette, mes cheveux tombent beaucoup moins. En plus, elle est très simple. »

Christophe C., Nice

Le rhum à la sauge

Préparez une forte décoction de sauge : jetez 50 g de feuilles sèches dans un demi-litre d'eau froide. Faites bouillir cinq minutes puis laissez infuser dix minutes. Filtrez et ajoutez un demi-litre de rhum. Après l'avoir bien secouée, appliquez cette lotion chaque matin en friction sur le cuir chevelu. Vous pouvez aussi mélanger moitié teinture-mère de sauge et moitié rhum.

Frictions au piment

Faites macérer quelques beaux petits piments rouges dans un demi-litre d'alcool de fruit pendant quinze jours. Utilisez cette lotion pour frictionner le cuir chevelu, chaque matin ou tous les deux jours.

Le cresson activateur

« Passionné de médecine naturelle, j'ai cherché dans mes vieux livres une recette contre la chute des cheveux. L'un des meilleurs végétaux semble être pour cela le cresson dont l'École de médecine de Salerne, incontournable au Moyen Âge, disait : « Prenez jus de cresson, frottez-en vos cheveux ; ce remède les rend plus forts et plus nombreux… » J'essaie la recette, telle qu'elle est utilisée depuis des siècles : 100 g de jus de cresson, 100 g d'alcool à 90° et 10 g d'huile essentielle de géranium. Bien mélanger et se frictionner chaque matin le cuir chevelu avec cette lotion. »

Gérard V., Paris

Le Dr Valnet conseillait une méthode plus simple : du jus de cresson (extrait avec une centrifugeuse) appliqué directement sur le cuir chevelu.

Shampooing au buis

Faites bouillir une poignée de feuilles de buis fraîches dans un demi-litre d'eau pendant un quart d'heure. Filtrez. Battez deux jaunes d'œufs avec une cuillerée à soupe de rhum, ajoutez l'infusion de buis et secouez. Utilisez la préparation comme un shampooing, à appliquer en massant bien le cuir chevelu. Laissez agir cinq minutes au moins avant de rincer.

Circulation (troubles de la)

Le petit houx pour faire désenfler les chevilles

« Je prenais des gouttes de petit houx, appelé aussi fragon ou *Ruscus aculeatu :* trois noms pour la même plante. Faute d'approvisionnement, je n'ai plus pris de ces gouttes pendant quelque temps, et j'ai eu de nouveau les jambes très gonflées et lourdes. Hier soir, j'ai eu enfin une solution de *Ruscus* (avec de l'eau distillée). J'en ai pris une cuillerée à café dans un grand verre d'eau : ce matin, mes chevilles ont déjà dégonflé. Je vais recommencer à en prendre régulièrement, à raison d'une cuillerée à café dans un grand verre d'eau trois fois par jour.

Cette plante existe en gélules, en gouttes homéopathiques à base d'eau distillée ou en solution alcoolique à 60 %. Je bois un litre d'eau chaque jour en plus des trois verres additionnés de petit houx. »

Mme P., Givenchy-en-Gohelle

La bonne alimentation

Mangez davantage de blé germé, poisson cru et huiles végétales naturellement riches en vitamine E, protectrice des vaisseaux sanguins. Et puis, bien entendu, beaucoup de fruits et légumes !

La vigne rouge

Utilisez la vigne rouge sous forme de tisane. Il suffit de faire infuser une cuillerée à café de feuilles dans une tasse d'eau pendant dix minutes et de boire 2 à 4 tasses par jour en cure d'un mois. On trouve aussi la vigne rouge sous forme de gélules. Dans ce cas, 4 à 6 gélules par jour sont généralement préconisées, entre les repas.

Vous pouvez aussi vous préparer des bains de pied à la vigne rouge pour activer votre circulation sanguine. Faites bouillir 2 poignées de feuilles dans un litre d'eau pendant quinze minutes. Ajoutez à l'eau de votre bassine et laissez tremper vos pieds dix minutes.

La douche alternée

Terminez toujours bain ou douche par une douche froide sur les mollets.

Du mouvement

Pratiquez des sports doux, progressifs et réguliers : marche, natation, vélo, golf… car la sédentarité favorise la fonte musculaire et l'amollissement des veines.

Les pieds en l'air

Surélevez les pieds de votre lit de 5 à 10 cm pour décongestionner vos jambes.

Talons à la bonne hauteur

Mesurez vos talons. Ils ne doivent être ni trop hauts ni trop bas : la bonne hauteur se situe entre 2 et 5 centimètres.

COLIQUES NÉPHRÉTIQUES

L'aubier de tilleul

« Je suis maçon, je mesure près de 2 mètres et je peux vous garantir que je ne suis pas douillet. Pourtant, quand j'avais des crises de coliques néphrétiques, il m'est arrivé d'avoir si mal que je devais passer une semaine à l'hôpital. Aujourd'hui, c'est fini ! Grâce à une voisine qui m'a donné sa recette, celle de la décoction d'aubier de tilleul. Ça fait quatre ans que je n'ai plus eu de crise, alors qu'avant j'en avais deux ou trois par an. »

Robert T., Donnemarie-Dontilly

Voici sans aucun doute la méthode qui donne les meilleurs résultats en cas de coliques néphrétiques. Elle fut souvent utilisée avec succès par le Dr Valnet, père de la phyto-aromathérapie moderne : préparez une décoction de 40 g d'aubier de tilleul sauvage du Roussillon La Gravelline, en laissant bouillir dans un litre d'eau jusqu'à réduction d'un quart. Buvez les 75 cl de tisane dans la matinée. Recommencez dix jours d'affilée. Trois cures d'aubier de tilleul par an préservent des rechutes. La tisane a un goût tout à fait supportable. Cependant, certaines personnes préfèrent prendre l'aubier de tilleul sous forme d'ampoules.

L'Huile de Haarlem

« Je vous signale un remède très peu connu contre les coliques néphrétiques : la Véritable Huile de Haarlem (licence Thomas) "Capsules". Maman a évité une opération de la vésicule biliaire grâce à ces capsules, et moi-même je m'en suis servi pour faire fondre des calculs rénaux. Cela a été très efficace. On en prend une capsule le matin et une le soir, ou une seule le matin, selon les douleurs. Aux analyses d'urine, il n'y a plus de sable. »

Gilbert V., Marmande

L'Huile de Haarlem n'est pas si méconnue : elle est citée par le Dr Valnet pour son action sur les systèmes urinaire et digestif. Et une étude réalisée en milieu hospitalier a démontré son intérêt dans le traitement de la bronchite des jeunes enfants. Attention cependant, car elle est majoritairement composée de soufre : il n'est pas rare que, les premiers jours d'utilisation, elle provoque des gaz malodorants. Par ailleurs, elle contient de l'huile essentielle de térébenthine et peut occasionner quelques renvois… Le tout est d'être prévenu. Il faut boire abondamment pour éviter ces désagréments digestifs.

Constipation

Les pruneaux

Laissez tremper le soir quelques pruneaux dans un bol d'eau. Le lendemain matin, à jeun, mangez les pruneaux et buvez l'eau de trempage.

Pruneaux fendus

« Pour augmenter les propriétés laxatives des pruneaux, il faut les fendre sur le côté, sans retirer le noyau et les cuire en 2 ou 3 eaux. Surtout, ils doivent être pris avant le repas, matin, midi et soir. Aucune constipation ne résiste à ce traitement simple. »

Pauline L., Le Mans

Le temps des prunes

Mangez, le matin à jeun, des prunes fraîches avec du pain de seigle.

Oignon, citron et miel

« Je vais vous donner mon petit secret de bien-être : je fais cuire un gros oignon dans un litre d'eau pendant dix minutes. J'éteins le feu et j'y ajoute une cuillerée à soupe de miel et le jus d'un citron bien mûr. Je bois le contenu de ma bouteille avant de penser au petit déjeuner. C'est un bon diurétique et je ne souffre plus de constipation. »

Mme D.A.S., Abidjan

Cela demande un peu de courage quand on n'est pas habitué, mais pourquoi pas… Boire ainsi beaucoup dès le matin est un excellent moyen de lutter, non seulement contre la constipation mais aussi contre l'hypertension.

Pruneaux le soir et kiwi le matin

« Voici ma méthode pour activer le transit intestinal : essayer de prendre, le soir, 3 pruneaux sans trempage et un kiwi le matin à jeun. Truc donné par un officier de gendarmerie. Résultat garanti en ce qui me concerne ; il est évident que tous les cas ne doivent pas être semblables, mais j'espère que cela aidera quelques personnes. »

M. C., Selles-sur-Cher

Du pourpier dans la soupe

« J'ai des diverticules. Mais depuis que j'ajoute 3 ou 4 branches de pourpier à cuire aux légumes de la soupe, je n'ai plus de problème de constipation. Et c'est bien plus agréable de manger un bol de soupe chaque soir que de prendre des sachets prescrits par le gastro-entérologue. »

Émilienne N., Pissos

Le pourpier est également délicieux en salade, cru, et c'est le végétal le plus riche en oméga 3. Quand on pense que les jardiniers, dont il envahit les plantations, connaissent rarement toutes les vertus de ces feuilles dodues et les jettent sans remords dans le compost !

De l'eau, tout simplement

« Le matin, dès que je me réveille, je bois un quart à un demi-litre d'eau et je reste allongée vingt minutes, au moins. Je fais cela depuis six ans, et ça marche. »

Rose-Marie L., Pyrénées-Atlantiques

Le gentil liseron

« Je suis un jardinier comblé. Après avoir lutté des années, et même des décennies, en râlant contre l'affreux liseron qui envahissait mes plates-bandes, je me suis bien calmé, et ceci grâce à un voisin qui m'a dit que, finalement, le liseron n'était pas un ennemi si méchant ! Certes, je continue à arracher cette mauvaise herbe, mais je la rends bonne… Car tous mes amis et proches qui souffraient de constipation en sont aujourd'hui débarrassés grâce au liseron et à la recette de mon voisin : ils commencent leur journée avec une tisane de liseron. Versez une cuillerée à café de feuilles sèches de liseron (ou 10 feuilles fraîches) dans une tasse. Couvrez d'eau bouillante et laissez infuser cinq minutes. Filtrez et buvez le matin à jeun, un quart d'heure avant le petit déjeuner. »

Gilbert I., Montreuil

Oui, le liseron a des qualités ! C'est un laxatif doux, efficace surtout quand la constipation est liée à une paresse de la vésicule biliaire – et c'est souvent le cas. Si vous n'appréciez pas la tisane, vous pouvez procéder différemment : réduisez des feuilles séchées en poudre très fine (avec un pilon) et mélangez une pincée de cette poudre avec une cuillerée à café de miel, à prendre le matin à jeun.

La rhubarbe

Confiture et compote de rhubarbe ont un effet laxatif certain. Attention cependant si vous souffrez de coliques néphrétiques : dans ce cas, elles vous sont déconseillées.

Vive la violette !

« Chaque printemps, je prépare avec des violettes un sirop qui me préserve de la toux et de la constipation toute l'année. Il faut mettre trois bonnes poignées de pétales dans un bocal et couvrir d'eau bouillante. Faites ça le matin puis bouchez le flacon et laissez macérer jusqu'au soir. Ensuite, filtrez en pressant bien les pétales pour qu'il en sorte le meilleur ! C'est le moment d'ajouter du sucre en poudre : deux fois le poids de la tisane. Remettez sur le feu, cette fois au bain-marie, et laissez épaissir jusqu'à ce que ça ressemble à un sirop. Conservez dans un flacon bouché, comme tout autre sirop. Dès que mon intestin se montre paresseux, j'en prends 3 ou 4 cuillerées à café par jour. »

Marthe Y., Fréjus

La violette est également très indiquée contre la toux. Vous pouvez donc faire de ce sirop plusieurs usages – avec cette recette ou celle indiquée par une autre lectrice dans le chapitre consacré à la bronchite.

Les figues

Prendre le matin au petit déjeuner, ou bien tout simplement au goûter, 4 ou 5 figues (macérées une nuit dans de l'eau si elles sont sèches), cela améliore le transit.

Mon petit déjeuner laxatif

« Quand mon transit intestinal me joue des tours, je me prépare un petit déjeuner très efficace : je fais cuire dans un bol de lait 3 ou 4 figues fraîches coupées en 4 avec une douzaine de raisins secs. Et je consomme le tout le matin, à jeun. Je peux le dire : je n'ai pas besoin d'utiliser d'autres laxatifs. »

Jacqueline C., Rouen

Le bouillon de grand-mère

« Dès que j'ai des problèmes de transit, j'utilise la recette de ma grand-mère, qui a toujours soigné toute la famille : le bouillon aux herbes. C'est très facile à faire, délicieux et d'une efficacité prouvée ! Versez dans un litre d'eau une poignée de cerfeuil, une poignée de bettes, une poignée de laitue et une poignée d'oseille. Faites cuire, salez et ajoutez une noisette de beurre. »

Gabrielle V., Faverges

Ces herbes, à la fois diurétiques et laxatives, ont donc toutes les raisons de vous donner satisfaction. Attention cependant pour les personnes sujettes aux coliques néphrétiques : l'oseille leur est contre-indiquée.

La bonne écorce d'orange

Faites bouillir l'écorce d'une orange fraîche, pendant une demi-heure, dans de l'eau. Jetez l'eau et faites bouillir à nouveau pendant vingt minutes dans une eau légèrement sucrée (20 g par litre). Laissez alors sécher l'écorce sur une assiette. Mangez-la le lendemain matin à jeun.

La chicorée fraîche

« Longtemps j'ai bu de la chicorée torréfiée à la place de mon café. Aujourd'hui, j'ai changé mes habitudes : je prends chaque matin deux tasses d'infusion de feuilles fraîches de chicorée. Mon transit s'en porte encore mieux. »

Mireille R., Rouffach

La chicorée fraîche a un effet laxatif supérieur à la chicorée torréfiée et elle est indiquée aussi en cas de diabète. Pour la préparer, faites infuser 15 g de feuilles dans un demi-litre d'eau bouillante pendant dix minutes. Filtrez et buvez, en 2 fois, le matin.

Le pollen

Véritable rééquilibrant organique, le pollen améliore – et vient parfois à bout – des constipations même très anciennes. Une cure comprend 500 g à un kilo de pollen pour un adulte. Il est préférable de commencer par une cuillerée à café, pendant huit à quinze jours puis d'augmenter la dose jusqu'à une cuillerée à soupe, à prendre au petit déjeuner ou avant le repas de midi, accompagnée d'une gorgée d'eau. Vous pouvez aussi, pour plus d'efficacité encore, faire une cure de pollen frais (vendu dans les magasins de produits naturels).

Jusqu'au bout du chou

« Pour lutter contre la constipation, j'ai un truc à la portée de tous et qui permet de ne rien gâcher du chou ! Je bois 3 ou 4 verres par jour du premier bouillon dans lequel a cuit un chou. Et comme en hiver je suis une cuisinière de chou émérite, je ne manque jamais de ma recette miracle ! »

Ginette M., Bourg-en-Bresse

Vous avez raison : dans le chou, tout est bon, même le bouillon !

La carotte, ça resserre ou ça relâche ?

« On dit toujours que la carotte est l'aliment idéal en cas de diarrhée. Mais sait-on qu'elle peut aussi être merveilleuse dans le cas contraire ? Il suffit de la préparer en purée. Vous verrez : vos intestins en seront réconfortés ! »

Françoise R., Rabastens

Contusions, coups, bosses

Alcool de verveine en compresse

« Remplissez une bouteille de fleurs fraîches de verveine sauvage, ajoutez de l'alcool à 40° ou 50°. Laissez macérer. Quand on se blesse, on imbibe une compresse, on la maintient cinq à dix minutes et le mal disparaît. »

Bernadette M., Saint-Pierre-de-Bressieux

Tartines de beurre

« Si, comme moi, vous avez un petit cascadeur en herbe (le mien a 17 mois), pour résorber ses coups et bosses, enduisez-les de beurre dès que possible. C'est radical : la bosse réduit jusqu'à disparaître. »

Céline V., Paris

Homéopathie

« Quand l'un de mes enfants tombe et se fait mal, je lui donne immédiatement une dose d'*Arnica* 9 CH. Ce remède tout simple arrange très vite les choses. »

Marie-Christine G., Bourg-lès-Valence

Je fais de même avec Nils et Marin, mes fils, en dose ou bien à raison de 3 granules toutes les cinq minutes, 2 ou 3 fois ; et j'ajoute, immédiatement, un petit massage avec Tégarome du Dr Valnet qui fait bien vite disparaître toute trace de l'« accident ».

Vanille

« Pour éviter d'avoir des bleus quand on se cogne ou à la suite d'une chirurgie faciale, il faut frotter l'endroit avec quelques gouttes d'extrait naturel de vanille. »

Laval L., Sainte-Foy (Québec)

Corne aux talons

Huile de ricin

« Contre la corne aux talons, se masser avec de l'huile de ricin. C'est efficace aussi contre les crevasses. »

Hansen P., Dordogne

Cors, durillons, œils-de-perdrix

L'argile des cas d'urgence

« Je me suis retrouvée avec un cor sous le pied si douloureux que j'avais des difficultés à marcher. Je résidais dans une île, sans pédicure dans la région. J'ai donc utilisé ma pharmacie pour me soigner. J'ai fait de gros cataplasmes d'argile verte chaque nuit, tenus soit par une bande, soit par une socquette, en espérant moins souffrir. Peu à peu, le cor s'est désagrégé. J'avais même un trou dans la voûte plantaire ! En un mois, la peau était redevenue parfaitement lisse et saine. »

Michelle G., Millau

Mie de pain et vinaigre de cidre

« Pour vous débarrasser d'un œil-de-perdrix, imbibez de la mie de pain avec du vinaigre de cidre, puis posez-la sur l'œil-de-perdrix en la maintenant à l'aide d'un sparadrap pendant une nuit. Renouvelez plusieurs jours d'affilée la même manœuvre et vous verrez : l'œil-de-perdrix n'a aucune chance de survie. »

Jean-Pierre P., Bruxelles

Aïe ail

« J'avais un cor très douloureux sur le petit orteil, qui m'empêchait de me chausser. On m'a conseillé d'y appliquer une rondelle d'ail cru sous un pansement, et de renouveler matin et soir. En quelques jours, mon cor a disparu. »

Rosette A., Propriano

La chélidoine

Cette plante pousse un peu partout, et énerve bien des jardiniers avec ses feuilles duveteuses et ses fleurs jaunes qui prolifèrent… Quand on coupe la tige de la chélidoine, un suc jaune orange en sort – et tache les mains. C'est ce suc qu'il faut appliquer chaque jour sur les cors et durillons – il est efficace aussi sur les verrues. Là encore, une semaine suffit pour éliminer les excroissances de chair. Attention à ne pas mettre de suc sur la peau saine : il l'attaquerait. Le suc laiteux qui coule des tiges de figuier quand on les coupe peut être utilisé de la même manière, avec les mêmes effets.

La joubarbe, mon œil !

« Dans mes plates-bandes pousse une jolie plante grasse, la joubarbe, dont je me suis servie avec succès pour faire disparaître un œil-de-perdrix qui m'empêchait de marcher correctement. Une voisine m'avait donné le mode d'emploi : prélevez une grosse feuille, épluchez-la d'un côté et appliquez-la sur votre cor ou votre durillon. Maintenez avec une bande. Changez de feuille matin et soir. Mon œil-de-perdrix est devenu tout mou après trois jours de ce traitement, et j'ai pu m'en débarrasser très facilement. »

Jocelyne R., Le Luc

La joubarbe est une plante grasse qui ressemble à un artichaut. De ses feuilles sort une tige épaisse qui se termine par un petit bouquet de fleurs roses ou rouges. On se sert aussi de ses feuilles fraîches pilées, en cataplasme sur le front, pour chasser les maux de tête.

Du lierre grimpant au citron

Faites macérer une feuille de lierre dans du jus de citron pendant deux heures. Après le bain, appliquez-la sur la callosité, maintenez-la avec un pansement et laissez-la en place toute la nuit. Recommencez chaque soir jusqu'à ce que le cor ou le durillon se détache dans un bain chaud.

Le poireau vinaigrette

« Je tiens cette recette de ma tante qui portait toujours des chaussures dernier cri et devait lutter assez souvent contre les cors aux pieds – il y a sûrement une relation de cause à effet ! Faites macérer une feuille de poireau dans du vinaigre pendant 24 heures puis maintenez-la toute la nuit sur le cor ou le durillon. Recommencez chaque soir jusqu'à l'élimination des callosités. »

Marie-Pierre F., Roubaix

Vous pouvez utiliser une feuille de saule de la même manière.

Sans souci avec le souci

Appliquez le suc qui s'écoule des feuilles du souci matin et soir sur les cors ou durillons.

Coup de chaleur

Premier réflexe : rejoignez un endroit frais et buvez, par toutes petites quantités, de l'eau fraîche.

De l'herbe fraîche

Allongez-vous dans l'herbe à l'ombre (effet rafraîchissant et oxygénant).

L'eau sur le crâne

« Dans ma région, les coups de chaleur sont fréquents ! On les soigne avec de l'eau, tout simplement. Il suffit de retourner sur le crâne de la personne qui a eu un coup de chaud un verre rempli d'eau en vous aidant d'une feuille de papier que vous ferez glisser – pour éviter que l'eau ne coule trop vite. Chez nous, on utilise souvent un mouchoir savamment plié à la place de la feuille de papier, mais les deux techniques donnent les mêmes résultats. »

René M., Perpignan

Ce truc utilisé dans les déserts d'Afrique du Nord a sauvé de nombreuses personnes de l'insolation. Si vous ne constatez pas d'amélioration dans les minutes qui suivent, allez aux urgences.

Coup de soleil

Yaourt

« Contre les brûlures des coups de soleil, utilisez du yaourt – c'est un truc turc. »

Une lectrice occasionnelle

Ce remède aux coups de soleil consiste à étaler le yaourt sur la peau et à le laisser sécher ainsi avant de rincer délicatement à l'eau tiède – surtout pas chaude. On peut évidemment renouveler l'application, au besoin.

Huile d'olive battue

Dans un bol, versez un peu d'huile d'olive et battez-la avec un fouet pendant cinq minutes au moins, puis étalez-la sur la peau agressée.

Du miel liquide

« L'an passé, j'ai été prise au dépourvu : après avoir attrapé un fort coup de soleil sur les épaules, je me suis aperçue que je n'avais aucune crème adéquate. J'ai alors repensé à ma mère qui mettait toujours du miel sur ses brûlures : elle adorait faire des pâtisseries et se brûlait souvent les avant-bras sur les bords du four ! J'ai fait de même sur mon coup de soleil. Le soulagement a été immédiat, et le lendemain je n'avais plus mal du tout. »

Geneviève G., Brest

Le miel est un excellent cicatrisant ; de plus, il soulage les douleurs cutanées. Pour guérir plus vite d'un coup de soleil, emportez avec vous, en vacances, un pot de miel liquide (facile à étaler sans blesser la peau déjà abîmée). Laissez agir plusieurs heures, toute une nuit si possible.

De l'eau de Javel

« Pour soulager un coup de soleil, il suffit de préparer une solution d'eau de Javel diluée à 5 % dans un litre d'eau et d'en tapoter avec un gant de toilette les endroits brûlés, une ou plusieurs fois selon le degré de l'atteinte ! L'effet calmant est immédiat, et en plus on ne pèle pas. Je n'y croyais pas au départ, mais un essai personnel m'a tout à fait convaincu. »

Jean-Marie P., Remiremont

Pommade polyvalente

« Je me permets de vous faire connaître ma pommade merveilleuse pour tous les bobos de la peau, sauf les plaies, et surtout pour les coups de soleil ou rougeurs. Mettre 250 g de végétaline dans une casserole sur le feu, attendre qu'elle soit fondue, y ajouter une poignée de fleurs de souci. Quand cela frémit, éteindre, laisser poser une nuit et recommencer le lendemain. Filtrer pendant que c'est chaud et liquide puis mettre en pot – je garde toujours mes anciens pots de crème de jour pour cet usage – et conserver au réfrigérateur. »

Mme M., Hérault

La Biafine

« Plus d'une fois, je me suis fait surprendre par le soleil du Midi les premiers jours des vacances. Le premier soir, je me retrouvais rouge comme une tomate. Heureusement, ma femme emporte toujours de la Biafine. On dirait que cette crème est magique : elle transforme mes coups de soleil en bronzage ! »

Charles H., Nancy

Cette crème (vendue en pharmacie) soulage très rapidement les coups de soleil : appliquez-la en couche épaisse et laissez pénétrer. Quand toute la crème a été absorbée, recommencez, et ainsi de suite jusqu'à ce que la peau ne l'absorbe plus.

Les bons légumes

Il suffit d'appliquer un cataplasme de légumes crus râpés : carottes, oignons ou pommes de terre, additionnés d'huile d'olive si possible.

La courge

Passez au mixeur de la pulpe de courge crue puis appliquez-la sur le coup de soleil.

COUPURES, ÉCORCHURES

Pétales de lis

« Pendant la guerre, on utilisait les moyens du bord pour nos problèmes. Mon mari, à l'époque seulement un ami d'enfance, avait 14 ans quand, en coupant du bois, il s'est ouvert le devant de la jambe avec une hache. Il est venu chez nous pour se faire soigner. Nous possédions alors un flacon dans lequel des pétales de lis macéraient dans de l'alcool. Avec une aiguille à tricoter, j'ai sorti quelques pétales par le goulot très étroit (bravo l'hygiène !) et les ai déposés sur la plaie. Une semaine plus tard, tout était refermé. »

Adèle L., Fresnes

Les pétales de lis macérés dans l'alcool sont utilisés dans certaines campagnes pour activer ainsi la cicatrisation des blessures.

Feuille de pervenche

« Je vous signale un remède contre les coupures : la feuille de pervenche. Elle stoppe les saignements des blessures courantes au jardin ou à la maison. Vous appliquez la feuille directement là où vous vous êtes coupé et la maintenez avec un sparadrap. »

Catherine C., Ploërmel

Chlorure de magnésium

Voir « Brûlures ».

Feuille de chou

« Sur une vilaine plaie que j'avais sous la plante des pieds, j'ai fait un cataplasme de feuille de chou écrasée ; dès que la feuille séchait, je trempais mon pied dans l'eau salée de sel gris puis je refaisais le cataplasme ».

Mme V., Isère

Pelure d'oignon

« Je vous donne le truc de la pelure d'oignon qui empêche le pansement de coller sur la plaie : après avoir nettoyé et désinfecté la plaie, appliquer dessus une pelure d'oignon propre et sèche, la maintenir en place au moyen d'un pansement classique. Lorsqu'il faudra le refaire, il sera facile à enlever (sans que cela fasse mal), même si la plaie a saigné ou suppuré. Il semblerait aussi que la cicatrisation soit plus rapide.

Nous l'avons expérimenté cette année, avec notre grand-mère de 91 ans ; sa plaie à la jambe a cicatrisé en trois semaines – l'année dernière, avec le même problème mais des soins "conventionnels", cela a duré deux mois ! »

Andrée B., Landeronde

Compresse d'Élixir du Suédois

« Quand on se coupe avec un objet tranchant, la douleur dure plusieurs jours. Si l'on applique pendant cinq minutes, tout de suite après s'être coupé, une compresse avec de l'Élixir du Suédois, aucune douleur le lendemain ni les jours suivants. »

Brigitte C., Indre-et-Loire

La bétoine sur les plaies infectées

« Pour désinfecter et accélérer la cicatrisation des plaies infectées, ma grand-mère utilisait la bétoine : elle trempait les feuilles fraîches quelques minutes dans du vin rouge bouillant avant de les appliquer sur la blessure. C'était très efficace. »

Simone P., Tours

La décoction de petite centaurée

Faites bouillir 10 g de petite centaurée dans 25 cl d'eau pendant dix minutes. Laissez infuser dix minutes puis filtrez. Utilisez sur un coton pour soigner les écorchures.

Le mille-feuille stoppe le sang

En cas de coupure ou d'écorchure, lavez bien quelques tiges de mille-feuille et écrasez-les pour en exprimer le suc. Appliquez avec un coton. Le saignement cesse et la cicatrisation est accélérée.

La roquette

Appliquez sur la coupure des feuilles fraîches de roquette pilées.

Crampes

Le savon d'Alep

« Si vous avez une mauvaise circulation du sang avec des crampes la nuit, glissez au milieu des draps, à vos pieds, un savon d'Alep. Vous ne serez plus réveillé en pleine nuit par d'atroces crampes. Le savon d'Alep est utilisé aussi pour les problèmes de peau et contre les mites dans les placards. »

Mme S. E., Roanne

La version « savon de Marseille » donne aussi d'excellents résultats (*voir ci-dessous*).

Le savon de Marseille

« À l'époque où j'étais infirmier militaire en service en Algérie, suite aux longues marches et à des repos parfois trop courts, nous avions, la nuit, des crampes douloureuses dans les mollets. Sur les conseils de notre médecin, nous gardions dans notre trousse de secours la moitié d'un gros savon de Marseille, afin de frotter les jambes des soldats qui souffraient pendant des marches difficiles en terrain accidenté, de façon à les rendre de nouveau opérationnels. Disparition de la douleur pour la journée. Le soir, au bivouac, des copeaux de savon fabriqués à l'infirmerie de campagne étaient glissés dans les sacs de couchage. Ce traitement, que j'ai moi-même utilisé, nous était d'un grand secours. Donc : avoir toujours sur soi une tranche de savon de Marseille au cas où ! Frotter les draps au niveau des jambes avec ledit savon ou glisser entre les draps une poignée de copeaux. »

Bernard K., Bienville

Ne connaissant pas ce « truc » du savon de Marseille contre les crampes, j'ai fait un appel auprès de mes lecteurs et une avalanche de courrier est arrivée : oui, ça marche. Comment ? On ne sait pas, mais, en tout cas, on utilise cette technique avec succès dans de nombreuses régions. C'est le « truc » le plus plébiscité par les lectrices et lecteurs de *Belle-Santé*.

Respiration

« Pour se débarrasser des crampes, on n'a pas besoin de torchon, de bouillotte, d'infusion ni de myorelaxants ! Il suffit de respirer profondément, cela veut dire bien remplir ses poumons au maximum pendant sept à huit secondes puis relâcher pendant sept à huit secondes. J'ai 75 ans et, depuis plus de vingt ans, je pratique cet exercice avec succès. En respirant profondément, on oxygène le cœur et le cerveau et, immédiatement, il s'ensuit un relâchement des nerfs et des muscles. Les crampes disparaissent alors, soit à l'inspiration, soit à l'expiration. Certaines crampes se relâchent après 3 ou 4 respirations, et d'autres, plus tenaces, après 10 ou 15. »

René L., Livron

L'homéopathie

« En cas de crampes, je prends les granules homéopathiques *Cuprum metallicum* 9 CH et ça marche ! »

Odette P., Givenchy-en-Gohelle

Banane et chocolat

« Voici une solution qui a très bien réussi à mon mari (qui est âgé) contre les crampes, surtout la nuit. Une méthode très simple et peu coûteuse : il suffit de manger 2 petits carrés de chocolat par jour et 2 bananes par semaine. »

Mireille D., Varennes-sur-Allier

Riches en magnésium et en potassium, le chocolat et les bananes sont sans aucun doute efficaces quand on manque de l'un de ces deux éléments.

Main sur les genoux

« Contre les crampes dans les jambes et les genoux froids, éviter l'alcool et, le soir au coucher, placer une main sur chaque genou. C'est tout. »

Jean G., Maine-et-Loire

Des ciseaux !

« J'ai lu le témoignage d'une infirmière religieuse : en cas de crampes nocturnes très douloureuses, glisser une paire de ciseaux sous le matelas à la hauteur des jambes. Ce truc a même été testé à l'hôpital Foch de

Toulouse ; les infirmières étaient ébahies du résultat. Je l'ai moi-même essayé : c'est très efficace. »

Jasmine S., Morbihan

Ceinture

« Je vous donne un truc pour faire passer les crampes aux jambes et aux pieds le jour comme la nuit (mais la nuit surtout !). Lier au-dessus de la crampe une ceinture en coton (une ceinture de tablier, par exemple). Il faut serrer de manière à la sentir, mais pas trop. Il ne s'agit pas de faire un garrot ! Rester tranquille. Si c'est la nuit, se recoucher doucement. La crampe passe en quelques minutes et, souvent, on s'endort en laissant la ceinture. J'utilise avec succès ce truc, ainsi que mon mari et mes amies du club du troisième âge. »

Mme F., Tourcoing

Vinaigre de cidre

Pour éviter d'être réveillé la nuit par les crampes, frictionnez-vous les jambes, le soir avant d'aller au lit, avec du vinaigre de cidre.

Crevasses

Huile de bourrache

« Je souffrais de crevasses aux mains, qui apparaissaient subitement. L'huile de bourrache en gélules, par voie interne, a réglé le problème alors que des applications de pommade à la cortisone ne faisaient pas effet. Et les crevasses ne sont pas revenues après l'arrêt du traitement – depuis près de deux ans. »

Annie B., L'Haÿ-lès-Roses

Bouillon blanc

« J'utilise le bouillon blanc pour soigner mes mains qui, dès l'apparition du froid, deviennent tellement sèches que j'ai des crevasses au bout des doigts. Chaque année, en fin d'été, je récolte des fleurs fraîches de bouillon blanc et j'en mets l'équivalent d'un verre (20 cl) dans une petite casserole émaillée, puis je couvre avec 40 cl d'huile d'olive. Je fais chauffer et laisse cuire à feu doux pendant une petite demi-heure. Puis je filtre à travers un mouchoir en le pressant bien. Je verse l'huile obtenue dans un petit flacon et je l'utilise chaque jour pour me frictionner les mains. »

Lucette V., Rambouillet

CRISE DE FOIE ET GUEULE DE BOIS

Ne m'écrivez pas pour me dire que la crise de foie n'existe pas, je le sais ! Mais, en France, on a pris pour habitude d'appeler ainsi la rébellion digestive qui suit les excès, je reste donc fidèle à la tradition.

Avant la fête

« Je suis un bon vivant et il m'est très difficile de ne pas arroser les bons repas… Je sais, je n'ai aucune excuse, mais je tiens quand même à transmettre à ceux qui, comme moi, font quelques excès, ce truc infaillible pour ne pas avoir la "gueule de bois" : si vous prévoyez de boire plus d'alcool que de raison, prenez, avant l'apéritif, un demi-verre à liqueur d'huile d'olive. Vous éviterez ainsi les lendemains difficiles. »

Jean-Jacques de G., Challans

L'huile d'olive tapisse les parois de l'estomac et les rend moins perméables. L'alcool passe moins rapidement dans le sang et le foie a davantage le temps de le détruire. Toutefois, évitez d'utiliser ce truc trop souvent…

Le romarin

À la fois cholérétique et cholagogue – il stimule la production de bile et son évacuation vers l'intestin –, le romarin est un tonifiant du foie et de la vésicule très efficace. Faites-en des infusions (une cuillerée à soupe pour une tasse d'eau bouillante, infusée un quart d'heure) pour chasser les migraines digestives, l'haleine chargée et les lourdeurs digestives en général.

Le radis noir

Ce légume, fréquent sur les étals des marchés, est un draineur hépatique dont les activités ont depuis longtemps été prouvées. Il stimule la sécrétion de la bile et provoque une contraction de la vésicule qui chasse alors la bile vers l'intestin, entraînant avec elle les déchets encombrants. C'est l'un des remèdes les plus efficaces pour les foies fatigués des réveillons et autres festins. On peut le consommer cru, en rondelles, ou bien le prendre sous forme de jus (c'est assez mauvais, mais très efficace). Il est commercialisé en ampoules dans les magasins de produits diététiques.

Citron d'après-réveillon

« Dans la famille, nous apprécions particulièrement les fêtes de fin d'année qui nous permettent de nous réunir alors que nous habitons tous très loin les uns des autres. Évidemment, la raison n'est pas de mise et les excès pendant une semaine laissent parfois des traces. Heureusement, j'ai une méthode très efficace pour vite retrouver la forme : le soir, je coupe trois citrons en quartiers et je verse dessus un demi-litre d'eau bouillante. Je laisse infuser et macérer toute la nuit et je bois le lendemain matin, à jeun. Plusieurs membres de la famille ont adopté cette technique d'après-réveillon et en sont enchantés ! »

Grégoire D., Le Mans

Parfois, on conseille aussi de presser simplement un citron et de compléter le verre avec de l'eau chaude.

Croûtes de lait

Douce pommade au souci

« Pour faire disparaître les croûtes de lait de la tête de mon bébé, j'utilise une recette qui me vient d'une vieille tante – et qui marche bien aussi pour les engelures, les brûlures… Il faut préparer soi-même sa pommade de la manière suivante : faites bouillir 100 g de fleurs de souci dans 30 cl d'eau pendant deux heures à petit bouillon. Ajoutez 200 g de saindoux et faites à nouveau bouillir. Laissez sur le feu jusqu'à ce que l'eau soit complètement évaporée. Filtrez à travers un linge fin et versez dans un pot en verre. Appliquez cette pommade en massage du cuir chevelu avant le bain de bébé. »

Céline J., Paris

Cette pommade mérite sa place dans toutes les bonnes armoires à pharmacie familiales : en effet, elle permet non seulement d'enlever en douceur les croûtes de lait, mais aussi d'apaiser les peaux irritées (on peut même la passer sur les fesses de Bébé !), de soigner les brûlures, les gerçures…

L'huile d'amande douce

Avant de lui faire sa toilette, imprégnez le cuir chevelu de votre bébé d'huile d'amande douce. Massez doucement pour que les croûtes se décollent, puis faites le shampooing.

Démangeaisons

Eau moins chaude !

« Après m'être douché, je ressentais souvent des démangeaisons. J'ai tout accusé : lessive, qualité de l'eau, produits pour la douche… Rien de tout cela ! Tout simplement, l'eau était trop chaude. Depuis que j'utilise de l'eau à température raisonnable, je n'ai plus de démangeaisons. »

M. W., Clermont-Ferrand

Dents (problèmes de)

Du savon de Marseille pour éviter le déchaussement

« Je vous donne un petit truc de grand-mère contre le déchaussement des dents (efficace aussi contre les caries et pour l'entretien de la dentition) : passez votre brosse à dents mouillée sur un morceau de savon de Marseille, brossez-vous bien les dents et rincez ; puis trempez la brosse dans de l'argile verte. À nouveau, brossez-vous bien les dents et rincez. Ensuite, rincez-vous la bouche à l'eau salée. On peut, si l'on veut, après tout cela, faire un brossage avec un dentifrice bio. J'ai ainsi sauvé les dents de mon mari – il y a vingt ans, il perdait ses dents : déchaussement –, de ma fille qui commençait à avoir le même problème, de mes voisines… Au début, ce n'est pas très agréable à cause du goût du savon, mais on prend très vite l'habitude. Il faut faire le traitement tout le temps. »

Hélène A., Vauhallan

Évidemment, quand on pense au savon dans la bouche, la grimace monte instantanément… Mais il faut parfois faire preuve de courage pour en être largement récompensé !

Argile antidouleur

« Grâce à l'argile, j'ai évité de me faire arracher une molaire à problème (kystes et douleurs). Quelques boulettes d'argile placées entre la dent et la gencive, gardées pendant une demi-heure et renouvelées plusieurs fois, m'ont guérie définitivement en 48 heures. Depuis un an, je mange sur cette dent sans problème. »

Yvonne C., Miers

La sauge antitartre

« Brossez-vous les dents chaque jour en ajoutant un peu de poudre de sauge sur le dentifrice. Elle élimine le tartre, exerce une action antiseptique et renforce les gencives en luttant contre les saignements. Pour fabriquer de la poudre de sauge, faites sécher les feuilles et pulvérisez-les dans un mortier. »

Hélène L., La Chapelle d'Andaine

Huile de tournesol pour la blancheur

« Un bon truc pour blanchir les dents est de faire un bain de bouche pendant une vingtaine de minutes avec une petite cuillerée à café d'huile de tournesol, pressée à froid de préférence, sans rien avaler ; cracher le tout (après vingt minutes) puis se rincer la bouche. Je trouve ce procédé efficace. »

Colette T., Saint-Leu-la-Forêt

L'aspirine localement

Si vous souffrez d'une rage de dent, placez un comprimé d'aspirine directement sur la dent malade et maintenez-le en le laissant fondre. La douleur s'atténue… mais il faut vite aller chez le dentiste.

Mâchez du brou de noix

En cas de rage de dent, mâchez du brou de noix.

Jamais sans mon clou de girofle

« Je suis responsable commercial et je voyage beaucoup. J'emporte toujours avec moi quelques clous de girofle, et plusieurs fois ils m'ont rendu grand service pour calmer la douleur de vilaines caries. Il suffit de mâcher un clou de girofle (quand c'est possible) ou de le déposer sur la dent malade – si elle est trop douloureuse pour que vous puissiez mâcher. »

Jean-Philippe T., Marne-la-Vallée

Vous pouvez aussi mettre directement une goutte d'huile essentielle de clou de girofle sur la dent. C'est absolument infect, mais l'anesthésie est quasi immédiate.

Anesthésie au whisky

Faites un bain de bouche avec du whisky, ou un autre alcool fort, pour anesthésier la douleur, puis recrachez.

Gentil coquelicot

« Pas facile de trouver un dentiste le dimanche ! Mon fils de 22 ans s'est retrouvé avec une chique énorme et je ne savais pas quoi faire. J'ai eu de la chance : ma voisine nous a “sauvés” grâce aux coquelicots de son champ ! Elle a fait infuser des pétales de coquelicot pendant cinq minutes dans de l’eau bouillante. Quand ils ont été froids, elle les a placés sur la joue de mon fils, qui a bien désenflé. Le lendemain, le dentiste a terminé le travail ! »

Brigitte P., Lons-le-Saunier

Du cresson pour les gencives

Mâchez des feuilles de cresson pour renforcer vos gencives tout en soulageant vos douleurs dentaires.

Figue chaude en cas d’abcès

En cas d’abcès, appliquez une demi-figue chaude entre la gencive et la dent malade.

Dépression saisonnière

De la lumière

Si vos idées noires suivent le rythme des saisons, s'accentuant dès l'arrivée de l'hiver, vous manquez de luminosité. Vous avez toute la journée envie de grignoter, vous dormez comme un loir et vous êtes en permanence fatigué. En moyenne, il faudrait être exposé à 10 000 lux pendant une demi-heure chaque jour pour chasser la déprime. Et 10 000 lux, c'est ce que le soleil dispense par temps clément. La solution pour garder votre belle humeur : vous promener dans une nature bien dégagée dès que le ciel s'éclaircit. Et si vous n'avez pas le temps ou que le ciel refuse de se dégager, vous pouvez essayer les « boîtes à lumière » : une sorte de gros néon qui éclaire sans éblouir ni déranger pendant que l'on vaque à ses occupations habituelles. Il existe aussi, désormais, des simulateurs d'aube ou de crépuscule. Ce sont des lampes imitant la lumière du jour et dotées de variateurs d'intensité. Ainsi, vous pouvez vous réveiller avec une luminosité qui s'accentue ou vous endormir avec un coucher de soleil…

Ce complément de luminosité est le seul remède utile à la dépression saisonnière !

Diabète

Aucun truc ne sera en lui-même suffisant pour soigner un diabète, mais certains d'entre eux peuvent limiter le taux de glycémie – et c'est déjà bien.

Merci à la feuille de myrtille

« Il y a quelques années, juste avant la ménopause, on a découvert chez moi un léger diabète. Le médecin m'a prescrit des médicaments et m'a demandé de mincir. Je n'ai pas supporté le traitement et mes kilos tenaces ont résisté à toutes les privations alimentaires que je me suis infligées. Heureusement, une lointaine cousine avec qui j'ai repris contact l'an passé m'a donné une solution : la tisane de feuilles de myrtille dont je bois un demi-litre par jour. Mon médecin n'en revient pas de mes analyses : ma glycémie a nettement diminué. »

Joëlle L., Mont-de-Marsan

La feuille de myrtille est réputée pour faire baisser le taux de sucre sanguin. On l'utilise en effet en infusion, à raison de 30 g de feuilles sèches dans un litre d'eau bouillante à laisser infuser dix minutes. Elle se boit chaude ou froide, à raison de 2 ou 3 tasses entre les repas.

L'infusion de chicorée sauvage

Faites infuser 10 g de feuilles sèches de chicorée sauvage dans un litre d'eau bouillante pendant un quart d'heure. Buvez dans la journée.

La laitue

« Mon taux de glycémie faisait du yo-yo et mon médecin était prêt à me mettre sous traitement quand ma sœur m'a indiqué une recette qui a bien stabilisé mes analyses : je mange une laitue par jour ! Je dois dire que non seulement mon médecin est rassuré, mais je me sens aussi bien plus en forme. Peut-être est-ce à cause de la richesse de la laitue en vitamines et minéraux… »

Arthur G., Colmar

La laitue aurait la propriété de faire baisser la glycémie de plus de 30 % chez les diabétiques. Pour cette raison, il est conseillé d'en mettre chaque jour au menu, crue ou cuite, et de la manger le soir car elle favorise le sommeil et améliore, le lendemain matin, le transit intestinal. Quand vous la mangez crue, il serait intéressant que vous l'assaisonniez à l'huile d'olive, elle aussi reconnue comme ennemie du diabète.

La feuille de ronce

Faites une infusion forte de feuilles de ronce (60 g par litre d'eau, infusés un quart d'heure) et prenez-en une tasse avant chaque repas.

Ma nouvelle boisson au noyer

« Quand je dis ce que je bois toute la journée, on me rit parfois au nez… Tant pis ! Car mon diabète ne s'en est jamais aussi mal porté : mon taux de glycémie est redevenu tout à fait raisonnable. Je bois toute la journée de l'infusion de feuilles de noyer. Il suffit de verser un litre d'eau bouillante sur 20 g de feuilles et de laisser infuser dix minutes avant de filtrer. »

Arnaud S., Joué-lès-Tours

La feuille de noyer est l'un des meilleurs remèdes naturels contre le diabète. Cependant, mieux vaut toujours, après trois mois de cure, l'interrompre au moins un mois avant de reprendre au besoin.

Diarrhées

Thé et rhum

« Quand vous avez une bonne courante (si un aliment pas frais vous a mis la panique dans l'intestin !), préparez-vous un thé très fort en laissant infuser au moins un quart d'heure. Ajoutez une cuillerée à soupe de vieux rhum dans la tasse et buvez par petites gorgées. L'effet est quasi immédiat. »

Huguette P., Marseillan

Les provisions de racines de bistorte

« Chaque automne, depuis plusieurs générations, nous partons en famille nous promener dans la montagne et, un panier à la main, nous prélevons des racines de bistorte. Je vous rassure : nous ne faisons ni saccage ni ravage et prenons bien garde de laisser de nombreux pieds ! Ensuite, nous lavons les racines et les mettons à sécher au grenier. Cette tradition nous permet de ne jamais souffrir d'hémorroïdes ni de diarrhée ! Car, dès que ce genre de problème apparaît chez un membre de la famille, il a droit à sa tisane de bistorte : couper 40 g de racines, les plonger dans un litre d'eau froide et porter doucement à ébullition. Retirer du feu et laisser infuser un quart d'heure. Boire 4 à 5 tasses dans la journée. »

Gérard T., Grenoble

Une étude parue à la Renaissance signale déjà les effets de la bistorte comme antidiarrhéique. Très riche en tanins, elle est donc très astringente (elle resserre les tissus et les orifices).

Dans la tourmente, la tormentille

Son nom vient du latin *tormina* qui signifie « coliques », c'est tout dire. Très riche en tanins, le rhizome de cette plante freine rapidement les coliques. Il se prépare en décoction à raison de 20 g de rhizome concassé par demi-litre d'eau : laissez tremper dans l'eau froide un quart d'heure puis portez à ébullition. Laissez bouillir cinq minutes puis infuser dix minutes. Prenez 3 à 4 demi-tasses de cette décoction dans la journée.

Croquez les jeunes artichauts

« Chez nous, en Provence, quand on a la courante, on se gave de jeunes artichauts crus. Je peux vous dire que l'effet est très rapide. »

Hubert B., Tourette-sur-Loup

La confiture de rose

Faites infuser 30 g de pétales de roses rouges dans un litre d'eau bouillante et laissez macérer une journée. Filtrez. Ajoutez 500 g de sucre et faites bouillir jusqu'à l'obtention d'un sirop. Prenez-en 3 à 4 cuillerées à soupe par jour.

Digestion difficile

Oignon digestif

« Quand vous êtes dérangé après un gros repas, faites cuire un gros oignon émincé dans un demi-litre d'eau avec un couvercle sur la casserole (c'est important). Passez à la moulinette et buvez le tout. Dans les trois ou quatre heures qui suivent, tout rentre dans l'ordre. »

Renée G., Franconville

Sauge

« J'adore les sardines à l'huile… Malheureusement, pendant des années, j'ai dû m'en priver car je n'arrivais pas à les digérer. Et puis, grâce à une amie, j'ai trouvé la solution : avant de manger mes sardines, je mâche une feuille de sauge. »

Christophe L., Nice

On peut faire de même avec tous nos plats préférés… quand notre système digestif les apprécie peu.

Citronnade rafraîchissante et digestive

« Habituellement, on prend toujours les huiles essentielles dans un peu de miel ou sur un sucre. Pour ma part, l'été, je verse directement dans la bouteille d'un litre et demi d'eau, que je garde sur mon bureau, 5 gouttes d'huile essentielle de citron et une goutte d'huile essentielle de menthe poivrée. Il me semble que cette boisson, en plus d'être rafraîchissante, m'aide à digérer. »

Marie-Thé, Blois

Cette boisson peut aussi se révéler utile avant un voyage en cas de mal des transports, pour rafraîchir l'haleine. Et la menthe poivrée est en effet très efficace pour améliorer la digestion.

Diverticulite et maux de ventre: le miel d'acacia

« Prenez une cuillerée à café de miel d'acacia au petit déjeuner chaque matin et vous verrez les douleurs disparaître comme par enchantement. D'autre part, ne mangez surtout pas de noix sèches, ni de pépins de raisins, ni de pépins de tomates, afin d'éviter l'inflammation, la péritonite d'un diverticule. Et si possible, ni tabac ni alcool. »

Une grand-mère de 82 ans

Du mélilot en fin de repas

« Mon grand-père, au lieu du café à la fin du repas, buvait une tisane de fleurs de mélilot (à raison d'une cuillerée à soupe par grande tasse). Je ne l'ai jamais entendu se plaindre du moindre problème gastrique. »

Sylvie V., Nogent-le -Rotrou

Antispasmodique, le mélilot calme les spasmes gastriques et intestinaux tout en réjouissant les papilles. Vous pouvez aussi essayer la tisane de sarriette, cette cousine du thym qui pousse dans les garrigues de Provence ou en Grèce. Véritable désinfectant intestinal, elle apaise les spasmes et lutte contre les fermentations intestinales. La sarriette a aussi une réputation de plante aphrodisiaque. On l'utilise en infusion (cinq à dix minutes), à raison d'une tasse après les repas.

Le kéfir à l'eau

Dans un bocal à large ouverture, versez un litre d'eau de source. Ajoutez 3 cuillerées à soupe de sucre roux bio en poudre, 2 cuillerées à soupe de grains de kéfir, 3 figues sèches et 2 rondelles de citron très fines.

Laissez reposer pendant deux jours dans un endroit lumineux, à température ambiante, sans reboucher ; couvrez d'un morceau de tulle (pour éviter poussière et insectes). La préparation est prête lorsque les figues remontent à la surface. Filtrez. Rincez les grains de kéfir qui ont doublé de volume et que vous pouvez réutiliser. Vous avez le choix: boire le kéfir immédiatement ou bien le conserver dans une bouteille de limonade, avec un bouchon hermétique, pendant quatre à cinq jours au maximum, et au réfrigérateur.

Le kéfir, une boisson ancestrale venue des pays de l'Est, s'est longtemps transmis de génération en génération. On attribue la longévité des habitants du Caucase – ils vivent jusqu'à 110 ans, dit-on! – à la consommation régulière de kéfir. Les grains sont en réalité un mélange de levure et de bactéries, ce qui donne une boisson fermentée, une boisson « vivante » ; d'ailleurs, si vous ne la placez pas au réfrigérateur lorsque les figues indiquent qu'elle est « prête », elle continue à fermenter. Ces grains, ne les mettez pas en contact avec du métal: ce dernier pourrait les anéantir. Si vous ne savez pas où en trouver, lancez un appel dans votre entourage. Bien souvent, on apprend que quelqu'un a des grains de kéfir: cette personne se fera sans doute un plaisir d'en distribuer autour d'elle, car les grains se reproduisent rapidement. Les consommateurs réguliers de kéfir préparent leur boisson au fur et à mesure.

Cette boisson est considérée comme un véritable « probiotique », amie des intestins, de la peau, du système immunitaire, et toute la famille peut en consommer. Elle a un léger effet laxatif – qu'elle perd si vous la laissez fermenter un peu plus.

Des chercheurs ont montré son intérêt dans la prévention de certains cancers, contre les douleurs d'estomac, les affections pulmonaires…

Pour conserver des grains de kéfir sans préparer de boisson pendant un moment – une quinzaine de jours au maximum –, mettez-les au réfrigérateur dans un bocal avec très peu de sucre.

On peut aussi faire sécher les grains pour les conserver jusqu'à un an. Pour cela, il faut les étaler sur du tulle ou sur un linge, mais pas sur un treillis métallique car le métal tue les ferments et les empêche de se reproduire.

Vous pouvez remplacer les deux rondelles de citron par une demi-pomme coupée en lamelles, 2 tranches d'orange, de clémentine, ou bien 5 fraises... Cela permet de varier les plaisirs. Côté goût : plus vous attendez avant de boire votre kéfir, plus son goût est prononcé et plus il pétille.

Vin dépuratif

« Voici une recette de vin dépuratif, excellent pour la vésicule biliaire et le foie, à préparer avant le 14 juillet. Prélevez 70 g de feuilles fraîches de noyer et essuyez-les bien avec un torchon humide avant de les mettre dans un bocal d'un litre et demi avec 250 g de sucre, 10 cl d'eau-de-vie et un litre de vin des côtes du Rhône puis fermez hermétiquement. Mettez le bocal au frais (à la cave) pour trois mois. Un jour de grand soleil, filtrez le vin à travers un torchon puis mettez-le en bouteille. »

Gilberte Z., Ajoncourt

À boire en fin de repas, à raison d'un petit verre, pour stimuler la digestion.

La mélisse pour les nerveux

Quand la nervosité et l'anxiété nuisent à votre digestion, essayez la mélisse en faisant infuser une cuillerée à soupe de feuilles dans une tasse pendant dix minutes. Prenez-en une tasse après le repas. C'est l'idéal aussi si vous avez du mal à vous endormir quand vous vous couchez peu de temps après avoir dîné.

Cure d'oignons à faire au printemps

« La cure d'oignon est bénéfique comme cure de printemps et elle a mille vertus. Par exemple, elle est idéale pour les personnes ayant des digestions difficiles. Il faut en boire un verre à jeun tous les matins et 2 autres dans la journée pendant un mois, puis arrêter une semaine et renouveler une fois. Mettre un litre d'eau à bouillir, y jeter 3 gros oignons coupés menus, remuer et laisser macérer quatre heures. Filtrer et placer au réfrigérateur. »

Mme I., Montblanc

Aloe vera contre les diverticules

« Je prends de l'*Aloe vera* en gel, et c'est miraculeux pour les intestins : diverticules, gastro-entérites, spasmes et tout ce qui concerne le tube digestif. Ce gel est à boire : un demi-verre à moutarde par jour pendant dix jours. Il se présente en flacon opaque d'un litre à conserver au réfrigérateur après ouverture. »

Mme B., Yvelines

Pour « entretenir » votre système digestif, faites une cure de dix jours à chaque changement de saison.

Le vin de romarin

« Par chez nous, on soigne les digestions pénibles avec du vin de romarin en fin de repas. Ce n'est pas mauvais du tout ! »

Édouard de F., Cagnes-sur-Mer

Fortifiant et digestif, le vin de romarin est à déguster à petites doses après les repas (un verre à liqueur). Pour le préparer, placez 150 g de feuilles fraîches ou 40 g de feuilles sèches dans une bouteille (75 cl). Remplissez de vin : blanc si vous souhaitez qu'il soit aussi diurétique, rouge pour un effet plus fortifiant. Bouchez et laissez macérer pendant quinze jours en remuant de temps en temps. Filtrez. Et consommez avec modération…

Buvez de la chicorée !

La racine de chicorée torréfiée est un tonique intestinal très recommandé aux personnes dont le foie est paresseux : une tasse matin et soir remplace avantageusement le café.

Les radis entiers

« On se plaint toujours d'avoir des renvois après avoir mangé des radis. C'est parce qu'on ne sait pas les manger ! Il suffit de ne rien laisser au bord de son assiette : quand on mange les queues, on les digère bien mieux ! »

Alberte G., Champagne

Le vin de mai à l'aspérule

Faites macérer 60 g de fleurs d'aspérule odorante et 60 g de sucre roux dans un litre de bon vin blanc pendant quinze jours. Filtrez. Mettez en bouteille. Buvez un petit verre en fin de repas.

La petite centaurée

« Pendant tout l'été, il faut faire provision de fleurs de petite centaurée. Depuis toujours, j'utilise cette plante pour améliorer ma digestion et celle de toutes les personnes qui m'entourent. Il suffit de mettre une cuillerée à soupe de fleurs dans une tasse, de couvrir d'eau frémissante et de laisser infuser dix minutes. Comme c'est un peu dur à avaler, j'ajoute

2 ou 3 feuilles de menthe. En cas de digestion difficile, une tasse de ce breuvage après le repas fait merveille ! »

Jocelyne Y., Troyes

La coriandre

Faites infuser une cuillerée à soupe de semences de coriandre dans une tasse d'eau bouillante pendant dix minutes. Filtrez. Buvez après le repas.

Plus légers avec le cumin

« J'ai horreur de voir mes convives terminer le repas affalés sur la table ! Alors, quand je fais de la choucroute ou une viande en sauce, j'y ajoute quelques grains de cumin. Tout le monde digère bien mieux et finit le repas en forme ! »

Marguerite A., Cahors

Le cumin est un bon désinfectant intestinal et permet souvent d'éviter les « fermentations » responsables de lourdeurs, somnolence et ballonnements d'après-repas. Vous pouvez aussi en croquer quelques grains avec les fromages forts.

L'eau de mélisse

Dans un demi-litre d'eau-de-vie, faites macérer, pendant quinze jours, 50 g de feuilles de mélisse, un bâton de cannelle, le zeste d'un citron, 10 g d'angélique, 5 clous de girofle, une dizaine de grains de coriandre et 3 noix de muscade. Filtrez. Conservez dans une bouteille fermée. En cas de digestion difficile, prenez une cuillerée à café de cette eau-de-vie.

La menthe digestive

« Pour digérer plus facilement, terminez vos repas par une tisane à préparer tout simplement en faisant infuser une cuillerée à café de feuilles sèches de menthe (ou une cuillerée à soupe de feuilles fraîches) dans une tasse d'eau bouillante pendant dix minutes. »

Henri M., Mulhouse

On peut également verser quelques gouttes d'alcool de menthe sur un sucre : à réserver aux adultes, car c'est très fort ! Attention aussi à la menthe prise le soir : cette plante empêche certaines personnes de trouver le sommeil.

Douleurs

Arnica

« Le plus puissant des remèdes anti-douleur est *Arnica*. Utiliser de la teinture-mère en applications locales, prendre Arnica 7 CH à sucer, à raison de 5 granules, et répéter tous les quarts d'heure si nécessaire. »

Christian P., La Rochelle

En granules homéopathiques, pour choisir la dilution, on se base sur deux paramètres principaux : plus la douleur est localisée, plus le CH doit être « petit ». Vous vous coincez le doigt dans une porte ou bien vous vous donnez un coup de marteau, vous prenez du 4 ou 5 CH. En revanche, si vous faites un roulé-boulé au ski, ou une chute interminable dans un escalier et que vous avez des bleus partout, vous opterez pour du 9 ou 15 CH. L'autre paramètre à prendre en compte est la caractéristique de la douleur : plus elle est « physique » (bleus, coups, bosses…), plus la dilution est petite ; plus elle est « émotionnelle », plus elle est grande. Si vous tombez de vélo, vous prenez du 4, 5, 7 ou 9 CH en fonction de « l'étendue » des dégâts, et ceci toutes les cinq minutes au début, puis vous espacez les prises. Si vous apprenez la mort d'un proche ou si votre fille vous annonce qu'elle se marie avec un homme de cinquante ans son aîné, ce sera du 30 CH, et de préférence sous forme de globules (en dose unique). Et vous ne recommencerez que la semaine suivante : inutile d'en reprendre trop rapidement.

ÉCHARDES

Mie de pain trempée dans du lait

« Quand nous étions petits et que nous avions une écharde enfoncée dans un doigt, ou ailleurs, ma grand-mère nous préparait un emplâtre avec de la mie de pain trempée dans du lait puis frottée sur un savon de Marseille. Elle plaçait l'emplâtre sur l'écharde le soir, couvrait d'un petit pansement pour la fixer. Le lendemain, l'écharde était sur le petit pâton de mie de pain, détachée toute seule, sans bobo. »

André L. G., Alès

Aloès

« J'ai souffert pendant deux ans d'un eczéma aux mains résistant à plusieurs traitements et je suis totalement guérie depuis que j'applique, dès l'apparition des boutons et des démangeaisons, le jus de la "feuille" de ce cactus sur lequel, vers le mois de mai, fleurit une grande hampe avec des fleurs rouge orangé en forme de clochettes. Les feuilles sont vertes, mouchetées de blanc vert. Dès le premier jour, après 3 ou 4 applications, tout a disparu. Les feuilles se conservent plusieurs jours à la maison, le jus est transparent à jaunâtre. Le soulagement est immédiat, le remède gratuit et pratique. Je le conseille à toutes les personnes souffrant d'eczéma (sauf autour des yeux), car mon mari et mon fils ont eux aussi été très soulagés d'une autre forme d'eczéma avec ce jus d'aloès. »

Frédérique C., Saint-Feliu-d'Avall

Médaille en étain

« Voici un remède de grand-mère : les deux filles d'une amie étaient couvertes d'eczéma. Dans un livre, elle a découvert une méthode consistant à porter une médaille en étain directement sur la peau ; tout s'est terminé sans médicaments ni pommade. Il y a toujours des chutes chez les fabricants d'étain : un petit bout, un petit trou et le tour est joué ! Et pas très onéreux. »

Mme P., Faverges

La décoction de sauge

En compresse, une forte décoction de sauge active la cicatrisation des plaies et fait disparaître l'eczéma. Préparez la décoction de feuilles de sauge en laissant bouillir 100 g de feuilles sèches dans un litre d'eau pendant cinq minutes. Laissez macérer cinq minutes encore, puis filtrez.

De la patience

« J'ai longtemps souffert d'un eczéma rebelle et de dartres au visage, sans que les nombreuses crèmes qui m'étaient prescrites puissent y remédier. Et c'est la boulangère de mon village qui m'a donné la solution en m'indiquant une recette ayant déjà fait ses preuves sur elle. Prélever des racines de patience à la fin de l'été et les faire sécher après les avoir coupées dans le sens de la longueur. En faire une décoction (50 g par litre d'eau) en laissant bouillir dix minutes puis infuser autant. Boire une tasse matin et soir. Dans mon cas, les problèmes avaient disparu en trois semaines, et depuis ils ne sont plus jamais revenus. »

Jocelyne T., Mercy

On utilise la racine de patience depuis l'Antiquité pour lutter contre les problèmes de peau. Elle agit en profondeur sur le foie et les intestins – souvent en cause lors d'affections cutanées. C'est aussi un excellent traitement d'appoint contre l'anémie.

La carotte quand ça gratte

Si une plaque d'eczéma vous démange, râpez une carotte et appliquez sa pulpe fraîche en cataplasme. En général, le soulagement est immédiat. Vous pouvez aussi utiliser cette méthode en cas de brûlure légère, et sur les furoncles ou les ulcères variqueux.

La décoction de bouleau, pour désinfecter

Le bouleau, en usage interne, accélère l'élimination. Ses feuilles, préparées sous forme de décoction, peuvent servir à la fois comme tisane dépurative et comme lotion désinfectante. Faites bouillir 30 g de feuilles dans un litre d'eau pendant deux minutes. Laissez refroidir jusqu'à 40° puis ajoutez une pincée de bicarbonate de soude. Laissez infuser une nuit avant de filtrer. Buvez-en 4 à 5 tasses par jour et appliquez des compresses imbibées sur vos lésions. Cette lotion est également indiquée pour faire disparaître les taches brunes.

La camomille, des cheveux à la peau

« J'ai toujours utilisé la camomille pour éclaircir les cheveux de mes enfants. Le jour où mon petit-fils a eu de l'eczéma, ma tante m'a dit de me servir de mon rinçage à la camomille pour lui faire des compresses. Je l'ai écoutée et je continue, car cela calme bien ses démangeaisons. »

Arlette O., Bourges

Mettez 50 g de fleurs sèches dans un litre d'eau froide. Faites chauffer et éteignez dès les premiers bouillons. Laissez infuser vingt minutes avant de filtrer. La camomille apaise irritations et démangeaisons cutanées.

Le vin de carline

Ce petit chardon, dont on fait des bouquets dans les montagnes, possède des racines autrefois réputées comme antipoison. Fortement dépuratives, elles doivent être récoltées en automne puis séchées et coupées en morceaux. En cas d'eczéma, on les emploie en apéritif ! Faites macérer 15 g de racines dans 75 cl de bon vin rouge (bio de préférence) pendant huit jours. Filtrez. Buvez un petit verre avant le repas, midi et soir. Évidemment, cette recette est réservée aux adultes !

La feuille de chicorée

La chicorée est une plante particulièrement intéressante pour « nettoyer le sang ». En cas d'eczéma, on emploie les feuilles en décoction légère. Il faut mettre 10 g de feuilles dans un litre d'eau froide. Faites chauffer jusqu'à l'ébullition puis éteignez et laissez infuser dix minutes avant de filtrer. Buvez tout au long de la journée.

La douce-amère pour les peaux dures

« Dans notre région, on soigne souvent les maladies de peau comme l'eczéma, les dartres et même l'herpès, avec la douce-amère. On fait bouillir 20 g de tiges séchées et coupées en morceaux dans un litre d'eau jusqu'à réduction d'un tiers. Puis on filtre et on en boit 1 à 2 petites tasses par jour. »

Michel O., Saint-Jean-de-Védas

Les tiges grimpantes de la douce-amère – qui aime les haies et le bord des ruisseaux –, récoltées en mai-juin ou à la fin de l'été, sont en effet réputées pour leur efficacité en cas d'affections cutanées. Attention à ne pas dépasser 2 petites tasses par jour : en effet, au-delà, la plante peut entraîner des nausées ; elle est d'ailleurs considérée comme une plante toxique, et il ne faut jamais employer ses baies qui sont un véritable poison. Cette décoction donne aussi de très bons résultats en cas de rhumatismes.

La lavande, contre l'eczéma sec

Quand l'eczéma se manifeste par une sécheresse extrême de la peau, l'huile de lavande est souvent très efficace. Il faut mettre une poignée de feuilles fraîches de lavande dans un litre d'huile d'olive, dans un bocal transparent exposé au soleil. Laissez macérer ainsi pendant deux ou trois jours puis passez en exprimant bien les sucs des fleurs. Ajoutez une poignée de fleurs, attendez deux ou trois jours et exprimez à nouveau. Faites ceci 3 ou 4 fois de suite, jusqu'à ce que l'huile soit très parfumée. Appliquez sur la peau en massages légers.

Le lin dans le bain

« Pour adoucir la peau de ma fille de 3 ans qui, par moments, se couvre d'eczéma, je lui donne un bain aux graines de lin : je mets 50 g de graines dans un litre d'eau froide. Je fais chauffer et je laisse bouillir deux minutes avant de retirer du feu. J'ajoute tout simplement à l'eau du bain. »

Jennifer M., Amiens

Vous pouvez aussi utiliser cette décoction en compresses sur la peau.

Sage pensée sauvage

Fortement dépurative, la pensée sauvage est l'une des plantes les plus souvent recommandées en cas de dermatoses. Contre l'eczéma, on l'emploie sous forme de décoction, à boire à raison de 3 à 4 tasses par jour et à mettre sur la peau en compresses. Il faut récolter cette petite violette tricolore au moment de la floraison et la laisser sécher à l'ombre. On utilise la plante entière, séchée (même avec les racines) : faites tremper 50 g dans un litre d'eau froide pendant deux heures, puis mettez à chauffer sur feu doux. Éteignez aux premiers bouillons, puis laissez infuser dix minutes avant de filtrer.

De l'argile sur l'eczéma suintant

« J'ai une peau redoutable, qui se couvre par endroits d'eczéma rapidement suintant. Pour calmer tout ça très vite, j'utilise des cataplasmes d'argile : je mets de l'argile en poudre diluée en pâte sur les zones malades et j'attends vingt minutes avant de laver. »

Roselyne Q., La Rochelle

L'argile apaise et accélère la cicatrisation. En cas d'eczéma infecté, alternez avec des compresses imprégnées de décoction de buis : 40 g par litre à faire bouillir dix minutes.

Pour l'eczéma sec

Hydratez votre épiderme en appliquant de l'huile d'amande douce.

Le cataplasme de haricots

« Si vous avez de l'eczéma et que ça vous gratouille, mangez des haricots secs ! Il suffit d'en faire un peu plus que nécessaire et d'utiliser le reste du repas pour vous préparer un cataplasme. Écrasez les haricots en purée puis appliquez. Quand la gratouille est passée, rincez en douceur à l'eau tiède et passez votre crème habituelle. »

Monique M., Marseillan

La farine de haricot est un excellent apaisant en cas de démangeaisons. Il est plus facile de faire cuire des haricots que de se procurer de la farine, et c'est tout aussi efficace.

Le bain de son

Faites bouillir un kilo de son dans 5 litres d'eau pendant dix minutes. Filtrez et ajoutez à l'eau du bain. Le son adoucit la peau et calme les démangeaisons. Vous pouvez aussi mettre le son dans un sac de tissu fin et le plonger ainsi directement dans l'eau du bain.

Du kéfir pour les chiens...

« Je prépare du kéfir depuis plus de quarante ans. J'en offre à qui veut bien se donner la peine d'en faire. Un jour, ma nièce qui a deux chiens (dont un trouvé errant et couvert d'eczéma) me dit : "Il faut que tu me redonnes des grains de kéfir." Elle en a donc rapporté chez elle, mais n'a pas eu le temps de s'en occuper immédiatement. Le soir, son mari est rentré avant elle et, confondant le kéfir avec du riz, en a mélangé les grains à la pâtée des chiens. Le chien malade, soigné par le vétérinaire sans aucun résultat, n'a plus du tout d'eczéma ! »

M. et Mme I., Caro

À la suite de la publication de ce truc dans *Belle-Santé*, plusieurs personnes nous ont confirmé cet effet sur leurs chiens.

... et pour les chats

« Mon chat avait des croûtes tout le long de la colonne vertébrale. J'ai choisi 4 ou 5 petits grains de kéfir et les lui ai fait avaler dans une cuillère à soupe : 4 ou 5 grains et de l'eau. (En relevant la tête du chat, il avale sans problème !) Ses croûtes ont disparu après trois jours de soins. Un seul inconvénient : elles reviennent si on arrête trop longtemps le traitement. Le résultat n'est pas définitif. »

Claudette V., Vaucluse

Propolis et huile d'olive

« Mon beau-frère a guéri son chien entièrement recouvert d'eczéma grâce à la propolis. Le poil a repoussé, magnifique, après la guérison. Tout ceci grâce à de la propolis en poudre mélangée avec de l'huile d'olive. »

Yvette P., Châteaulin

Eczéma dans les oreilles

Huile de ricin

« J'ai guéri un eczéma de l'oreille en passant dessus un Coton-tige enduit d'huile de ricin. »

Simone P., Montauban

Bien entendu, il faut répéter l'opération chaque jour, l'eczéma ne disparaît pas par miracle en une fois.

Alcool boriqué

« Pour soigner l'eczéma dans mes oreilles, mon ORL m'a prescrit de l'alcool boriqué à 40° à appliquer avec un Coton-tige en cas de démangeaisons (1 à 3 fois par jour). Cela me procure un soulagement immédiat. »

Valérie G., Héricourt

Pansement au tofu

« Je conseille vivement aux personnes confrontées à des douleurs musculaires, tendineuses ou articulaires, d'essayer un pansement préparé avec un mélange de tofu nature et de farine. Bien étaler sur l'endroit à traiter, laisser agir pendant quinze à trente minutes et renouveler si nécessaire. D'abord, le plus important, ce pansement rafraîchit naturellement ; ensuite, il absorbe les déchets causés par le gonflement qui accompagne beaucoup de traumatismes. C'est vrai, ce n'est pas gratuit… mais ce n'est pas cher. »

M. H., Saint-Georges-de-Didonne

Les glaçons

Si vous vous tordez la cheville ou le poignet, enveloppez des glaçons dans une serviette ou dans un torchon et appliquez le linge sur l'articulation douloureuse. Conservez-le jusqu'à ce que la douleur soit anesthésiée par le froid… et que vous ne supportiez plus le froid. Si vous ne retrouvez pas immédiatement votre mobilité, une consultation médicale s'impose.

Le cataplasme de pâquerettes

«J'ai bénéficié un jour des talents de guérisseuse de ma grand-tante. En faisant une partie de balle aux prisonniers, je me suis tordu la cheville. De retour chez ma grand-tante, celle-ci m'a soigné avec un cataplasme de pâquerettes ! Elle a pilé des fleurs de pâquerettes, me les a appliquées autour de la cheville puis a entouré le tout d'une bande. Le lendemain, j'étais sur pied ! »

Sébastien I., Paris

Ce cataplasme est aussi employé avec succès en cas de coups et de bosses.

Les compresses de verveine

Faites bouillir 20 g de verveine dans un demi-litre d'eau pendant dix minutes. Laissez infuser dix minutes. Appliquez cette décoction en compresses sur l'endroit douloureux.

Énurésie (pipi au lit)

Miel

« Une petite recette donnée par une grand-mère, il y a longtemps, et qui a bien réussi. Elle est basée sur la méthode Coué : quand l'enfant est au lit, donnez-lui une cuillerée de miel en lui disant que ça l'aidera à ne plus faire pipi au lit. Je ne me souviens plus si j'ai dû le faire plusieurs fois avant d'obtenir des résultats, mais par deux fois cela a réussi. Deux enfants qui mouillaient leurs draps sont parvenus sans difficulté à ne plus le faire. »

Mme D., Saulx-les-Chartreux

On peut aussi se dire que le miel agit. C'est d'ailleurs l'avis du Dr Jarvis, médecin de campagne dans l'État du Vermont, près du Canada, qui décida au début du XXe siècle d'étudier les effets de la médecine populaire afin d'en finir avec les croyances et de faire place à la réalité. Après avoir étudié sérieusement les vertus du miel et du vinaigre, il préconisait cette recette en cas d'énurésie : « Donnez une cuillerée à café de miel aux enfants avant de les coucher : le miel calme le système nerveux et retient, pendant le sommeil, l'eau qui est en excès dans l'organisme. »

Gymnastique des sphincters

« Voici une solution, un truc pour régler ce problème et qui ne coûte vraiment pas cher. Il faut demander à l'enfant de participer en faisant une petite "gymnastique". Dans la journée, chaque fois qu'il a envie d'uriner, il devra faire un tout petit peu puis s'arrêter, faire à nouveau et s'arrêter, etc., jusqu'à ce que la vessie soit vide. Cette gymnastique, indiquée par un vieux pédiatre, sert à muscler les sphincters, qui se relâchent la nuit. En pratiquant ces exercices quelques semaines, cela finit par s'arranger. »

Brigitte B., Paris

Bain tiède salé

« Essayez le truc suivant, que mes enfants et petits-enfants ont expérimenté : faites prendre à votre enfant, tous les soirs pendant deux à trois semaines et plus si besoin, un bain tiède à 30 ou 35 °C abondamment salé, juste avant le coucher, pendant une demi-heure. S'il a besoin d'uriner, qu'il le fasse dans le bain. Après le bain, l'enfant ne doit plus boire.

Après ce traitement, il se produit un supermiracle pour les enfants qui sont superheureux. »

Mme T., Seine-et-Marne

Bassine remplie d'eau

« Ce remède ne coûte absolument rien ! Il suffit de mettre une bassine (ou un grand saladier) remplie d'eau sous le lit de l'enfant. Ce truc de grand-mère a très bien marché pour ma petite-fille de 6 ans, et j'aurais bien voulu le connaître pour ma fille qui a fait pipi au lit jusqu'à 7 ans ! »

Jeannine, Haute-Garonne

Fougères

« Il y a une quinzaine d'années, des amis m'ont apporté une grosse brassée de fougères pour ma fillette (environ 2 ans et demi) qui faisait, chaque nuit, pipi au lit. Je lui en ai fait un petit matelas et le résultat a été concluant. Je ne me souviens plus exactement du nombre de jours, mais cela a été rapide. Pas coûteux, pas contraignant. J'ai lu récemment que le même procédé était bon pour le lumbago. Si c'était vrai, cela rendrait service à bien des personnes. »

Éliane L., Saint-Branchs

La teinture-mère de cyprès

Au moment du repas du soir, 10 à 15 gouttes de teinture-mère de cyprès dans un peu d'eau peuvent éviter les fuites nocturnes.

Le varech

Garnir le matelas de varech sec, et l'enfant ne fera plus pipi au lit.

À Bergerac, l'huile de noix

C'est à Bergerac que le Dr Valnet a appris cette méthode pour lutter contre l'énurésie : chaque soir, donnez à votre enfant une tranche de pain grillé imbibée d'une cuillerée à café d'huile de noix. Le Dr Valnet a fait état de ses statistiques personnelles : une modeste étude sur neuf enfants entre 8 et 10 ans, et cinq succès obtenus. Cela fait quand même 55 % d'efficacité.

ÉPINES CALCANÉENNES

Acupuncture et port de semelles

Voilà deux solutions très souvent évoquées pour vaincre les douleurs dues aux épines calcanéennes.

Silicium organique

« Ma mère souffrait atrocement d'une épine calcanéenne. Le 14 août 2003, je lui ai fait une compresse bien imbibée de silicium organique et j'ai emballé tout cela dans du film alimentaire. Elle a gardé la compresse toute la nuit. Le lendemain, elle n'avait plus aucune douleur. J'ai voulu garantir le résultat en lui remettant une compresse durant sa sieste du 15 août. Elle n'a plus jamais souffert. »

Marie-Noëlle, Bouliac

ÉRYTHÈME FESSIER DU BÉBÉ

Bleu de Millian

« Lorsque les fesses de mon enfant devenaient rouges, je les badigeonnais avec du bleu de Millian aqueux. Soulagement immédiat. En cas de récidive, appliquer dès les premières rougeurs. Ce produit est à demander à votre pharmacien en spécifiant bien que la solution doit être aqueuse, et non alcoolique. »

Blandine T., Puyricard

Escarres

Les escarres sont des plaies survenant aux points de pression avec le matelas : sacrum, talons, coudes… Au départ, la peau est rouge, puis elle devient insensible et noirâtre, se nécrose, et souvent s'infecte. Pour éviter la formation d'escarres, il faudrait que le malade change souvent de position, et ce n'est pas toujours possible. En prévention, on frictionne les zones de pression avec de l'alcool et, dans le meilleur des cas, on utilise un matelas spécial. Souvent, malgré de nombreux traitements cicatrisants et anti-infectieux, l'escarre perdure car un germe, le bacille pyocyanique, se montre rebelle à toutes ces thérapeutiques. Mais d'autres solutions naturelles permettent de prévenir les escarres et de les soigner.

Tégarome

« J'ai appliqué, en frottant, le Tégarome du Dr Valnet 2 à 3 fois par jour sur mon escarre. Quelle ne fut pas ma satisfaction de voir disparaître en un mois et demi cet escarre au talon ! Je l'avais contracté lors d'un séjour à l'hôpital il y a plus de vingt ans et un docteur m'avait suggéré une intervention pour l'enlever – ce que je n'envisageais absolument pas, craignant toujours une mauvaise cicatrisation après opération. »

Jules D., Douvrin

Dans son ouvrage *Aromathérapie*, le Dr Valnet rend hommage à l'un de ses confrères, le Dr Alain Raynaud, responsable d'un service de plusieurs centaines de lits consacré aux affections chroniques chez les personnes âgées. Ce médecin employait la méthode d'aromathérapie indiquée par le Dr Valnet pour soigner les escarres de ses patients et obtenait des résultats remarquables…

Pour cicatriser les escarres, la méthode préconisée par le Dr Valnet est la suivante : des compresses de Tégarome (50 à 100 gouttes diluées dans l'équivalent d'un verre d'eau tiède) et, entre les compresses, l'application d'un tulle gras. Les huiles essentielles de lavandin, cyprès, niaouli, sauge, géranium, thym et eucalyptus, contenues dans le Tégarome, viennent à bout des microbes qui résistaient jusque-là à une thérapeutique conventionnelle.

Baume à la grande consoude

« Le baume à la grande consoude est d'un grand secours sur les débuts d'escarres et toutes sortes d'irritations de la peau. »

Jacqueline V., Santa Lucia di Moriani

Une bassine sous le lit

« J'ai lu dans un magazine le truc donné par une dame contre les escarres : il suffit de placer une bassine d'eau sous le lit des alités. Son mari, alité pendant un an, n'a pas souffert d'une seule escarre. »

Jasmine S., Morbihan

ESTOMAC (BRÛLURES, ACIDITÉ...)

Ananas antibrûlures

« Si vous mangez épicé ou que vous avez tendance aux brûlures d'estomac après les repas, prenez de l'ananas au dessert ; ses bromélaïnes, des substances proches de la pepsine de votre estomac, apaiseront vos brûlures. »

Pr Jean-Robert R., Paris

Mangez des amandes

« Grâce à mon nouveau beau-frère égyptien, j'ai trouvé le remède à mes aigreurs d'estomac. Je fais comme les grands fumeurs de son pays qui ont pris cette habitude parce que le tabac leur ronge l'estomac : je mange plusieurs amandes par jour. »

Jean-Bernard F., Toulon.

Manger 5 à 10 amandes par jour suffit souvent à chasser les aigreurs d'estomac. L'huile des amandes dépose une pellicule protectrice sur les parois de l'estomac, leurs protéines forment un tampon naturel avec l'acide chlorhydrique de l'estomac, les amandes réduisent la trop grande production de pepsine et activent la digestion. À Haïfa, le Pr Kleeberg, chef du département de recherche de l'hôpital municipal Rothschild, a permis, études à l'appui, de confirmer l'intérêt des amandes en cas de douleurs et brûlures gastriques.

La racine de réglisse

Faites bouillir 50 g de réglisse dans un litre d'eau pendant dix minutes. Laissez macérer cinq ou six heures. Buvez-en un verre 3 fois par jour pendant trois semaines, à renouveler dix jours plus tard. Attention : la réglisse est contre-indiquée en cas d'hypertension.

Eau de Vichy

« Je voudrais vous signaler que j'ai essayé la Vichy Saint-Yorre pour les brûlures d'estomac, et c'est super ! Depuis, je n'ai jamais repris de médicaments pour ce genre de désagrément. »

Mme R., Gruet

En effet, 2 à 3 verres de Vichy Saint-Yorre à chaque repas suffisent pour se débarrasser des aigreurs d'estomac. Les eaux bicarbonatées sont réputées pour cette action efficace. Le bicarbonate de soude donne également de très bons résultats.

Les trois "demis" d'argile

« Une demi-heure avant chacun des trois repas, j'avale une demi-cuillerée à café d'argile dans un demi-verre d'eau. Cette astuce a été donnée à ma tante par un vieux médecin. Et toute la famille s'en trouve bien. »

Maurice L., Bastia

Jus de chou ou de pomme de terre

Pour soulager vos muqueuses digestives, buvez, chaque jour, deux petits verres de jus de chou ou de jus de pommes de terre crues. Si vous n'avez pas le matériel nécessaire pour extraire ces jus (centrifugeuse ou extracteur de jus), vous les trouverez en ampoules, concentrés, dans les magasins de produits naturels et dans certaines pharmacies et parapharmacies.

Ouvrons les fenêtres !

« Au bureau, chaque fois que je sens monter le stress ou venir la fatigue, j'ouvre la fenêtre en grand et je prends une dizaine d'inspirations, comme un bol d'air, même en plein hiver. À la maison, fenêtre ouverte, je me couche par terre, sur le dos, et je reste ainsi deux ou trois minutes. Ces techniques simples suffisent le plus souvent à me requinquer. »

Marc W., Niort

En prenant de grandes inspirations d'air frais, vous donnez un bol d'oxygène salutaire à votre cerveau. Et en vous laissant aller à vous coucher, vous décontractez vos muscles et chassez les tensions.

Bain au romarin

Tonique et réputé aphrodisiaque, le bain au romarin permet de bénéficier des nombreuses vertus de l'huile essentielle de romarin sans risque. Il suffit de diluer 3 gouttes d'huile essentielle de romarin dans une cuillerée à soupe de lait en poudre et de mettre ce mélange sous le robinet. Restez un quart d'heure dans le bain… et ne vous lavez pas si vous recherchez une plus grande efficacité.

La spiruline

Riche en protéines et pauvre en calories, la spiruline est un aliment aux qualités nutritives impressionnantes. Cette algue microscopique contient 70 % de protéines riches en acides aminés essentiels, des sels minéraux – magnésium, calcium, phosphore et potassium –, des vitamines E, B1, B2, B3, B5, B6, B12 (quatre fois plus que le foie de veau) et, surtout, de la provitamine A (autant en 10 g de spiruline que dans 14 œufs), du fer directement assimilable (quarante fois plus que dans les épinards), ainsi que des acides gras essentiels. On trouve de la spiruline sous diverses formes (comprimés, gélules, barres, etc.) et l'importance réside dans le dosage des produits choisis.

Le vin de fenouil

« J'ai toujours à la cave un digestif dont je bois un petit verre à chaque fin de repas dès que je sens venir la fatigue, aux changements de saison par exemple. Pour le préparer, il suffit de mettre à macérer 50 g de graines de fenouil dans une bouteille de bon Bordeaux pendant dix jours. Ensuite, on filtre et on rebouche. C'est délicieux et, d'après ma mère qui le préparait déjà il y a longtemps, c'est également un très bon remède contre l'anémie. »

Gustave G., Paris

Le bon Bordeaux est riche en oligo-éléments, et le fenouil est tonique et digestif ! Attention, cependant : choisissez un vin de très bonne qualité, sinon vous risquez de remplacer la fatigue par des maux de tête… et n'en buvez qu'un petit verre !

Thym et romarin

Ces deux plantes agissent aussi bien contre la fatigue physique qu'en cas de surmenage intellectuel. Le plus simple est de les utiliser en tisane ou sous forme d'huile essentielle, à raison de 3 à 4 gouttes 3 fois par jour dans du miel (de thym ou de romarin).

Ça baigne dans la bruyère

« J'ai une recette infaillible pour vous remettre sur pied après une grippe ou un marathon : le bain de bruyère. Faites bouillir 500 g de plante dans 3 litres d'eau pendant un quart d'heure ; filtrez et ajoutez à l'eau de votre bain. Vous en ressortirez tonique et bien moins courbatu que vous ne l'étiez avant d'y entrer. »

Raymond Y., Brive-la-Gaillarde

Surtout indiqué en cas de convalescence ou de fatigue physique, le bain de bruyère agit sur le tonus musculaire. Vous pouvez remplacer la bruyère par du thym (en fonction des disponibilités).

Le vin de gentiane

Faites macérer 40 g de racine de gentiane pendant deux semaines dans un litre de bon vin blanc. Filtrez. Buvez un demi-verre avant chaque repas.

Le quinquina qui requinque

« Je vais peut-être paraître un peu vieux jeu à vous parler du quinquina. Mais ça fait cinquante ans que je l'utilise, et je suis de plus en plus convaincu que je lui dois ma forme olympique ! Voici ma recette : dans une bouteille de vin blanc doux, faites macérer 15 g d'écorce de quinquina pendant trois jours. Filtrez. Prenez un demi-verre en apéritif, midi et soir. »

Gaston R., Toulouse

Il n'y a rien de vieux jeu à vanter les mérites du quinquina, et il a bien résisté à l'arrivée des nombreux médicaments antifatigue. C'est un remontant et un antigrippe qui ne démérite pas : donc, aucune raison de le passer aux oubliettes !

Fièvre

La fièvre n'est que le signe du combat de l'organisme contre un virus, un microbe… Si elle dure, il faut sans hésiter consulter son médecin. Quelques trucs permettent, si elle est bénigne, de la « faire tomber ».

Tisane d'eupatoire

Faites infuser 2 cuillerées à café d'eupatoire dans une tasse d'eau bouillante pendant un quart d'heure. Buvez, au besoin, une tasse toutes les demi-heures.

L'oignon dans un plastique

« Dussé-je passer pour le sorcier de service ou pour un vieux radoteur, je ne peux résister au plaisir de vous faire connaître une recette de grand-mère provençale – une de plus… En cas de forte fièvre ascendante chez un enfant (de 10 mois à 6 ou 7 ans), hacher finement 3 ou 4 gros oignons ordinaires ou blancs et confectionner un emplâtre copieux à placer autour des pieds de l'enfant, l'emplâtre étant maintenu dans un linge à l'intérieur d'un sac plastique. Évidemment, le parfum que dégage cette préparation ne rappelle que d'assez loin Chanel N° 5, Jolie

Madame ou L'Air du Temps… Mais, pour avoir effectué cette "manip" sur mes propres enfants, j'ai chaque fois constaté une baisse de température spectaculaire en moins de deux heures. Comment ça marche ? Mystère ! Mais ça n'empêche pas, d'ailleurs, d'aviser un toubib ! »

Henry P., Cannes

Henri était l'un des premiers lecteurs de *Belle-Santé*. Il nous a quittés, il y a quelques années. Ses « trucs », sa gentillesse et son humour nous manquent.

FISTULE

Le secret de la pomme de terre

« J'ai lu dans *Belle-Santé* le témoignage d'un lecteur qui s'est débarrassé de fistules et d'hémorroïdes simplement en mettant une pomme de terre dans sa poche. Souffrant moi-même d'une fistule importante et disgracieuse sur le lobe temporal droit, j'ai tenté l'expérience, sans trop y croire, bien sûr. En deux mois et demi, la fistule a disparu… C'est tout à fait incompréhensible, mais parfaitement vérifiable en regardant mon dossier médical avant l'essai de la pomme de terre. Les chirurgiens me proposaient alors une intervention plutôt lourde avec risques opératoires et une semaine d'hospitalisation. Je ne peux rien expliquer, je ne sais pas si ça fonctionne tout le temps et sur tout le monde, mais ça mérite d'être essayé ! »

Didier Z., Paris

Fractures

Silicium organique

Ce complément alimentaire, présenté sous forme liquide, permet d'accélérer considérablement les « réparations osseuses ».

Prêle

« Je tiens à vous confirmer les vertus de la prêle. Suite à une fracture de la cheville et à une décalcification, je souffrais d'arthrose. Dans une revue, j'ai appris que la prêle était un reminéralisant et contenait de la silice. J'ai fait une cure d'un mois (2 gélules par jour) puis une pause, puis une deuxième cure. Depuis cette date, je ne souffre plus et je peux remarcher normalement. »

Mme B., Gévézé

En 1972, un confrère du Dr Valnet lui écrivait cette lettre : « Mon cher confrère, je voudrais vous demander un conseil, ayant beaucoup apprécié le bon sens et l'ouverture d'esprit avec lesquels vous envisagez la médecine. Je suis actuellement atteint d'une fracture multifragmentaire du fémur (…) condamné à plusieurs mois d'immobilité au lit… » En réponse, le Dr Valnet a prescrit à ce confrère de la poudre de prêle, à raison de 3 g aux deux principaux repas. Moins d'un mois plus tard, les chirurgiens de ce malade ne comprenaient pas la rapide consolidation de la fracture observée à la radiographie, alors que, jusqu'à présent, ils étaient préoccupés par l'absence d'amélioration… Un an et demi passa avant que le médecin malade n'écrive à nouveau au Dr Valnet : « Je peux vous confirmer que la fracture dont je souffrais en 1972 a parfaitement guéri. Comme traitement, j'avais eu uniquement la prêle et des applications locales de consoude. »

La consoude ressoude

« Il y a vingt ans, à la suite d'un accident de vélo, je me suis retrouvée avec une double fracture du tibia et du péroné. Les médecins étaient inquiets parce que les os ne se réparaient pas à la vitesse espérée. Une amie m'a parlé de la consoude et m'en a apporté des racines fraîches. Je m'en suis fait des cataplasmes et les résultats ont été si spectaculaires que les médecins n'ont toujours rien compris à mon cas ! »

Solange X., Tournus

La consoude ou grande consoude a la réputation non seulement de cicatriser les plaies mais aussi de consolider les os. Il faut utiliser le rhizome frais, qui contient un mucilage visqueux, en appliquant directement sa pulpe broyée sur les plaies quand il est frais. Si on ne dispose que de consoude sèche, utiliser de la macération en compresse : 100 g de racines sèches à faire bouillir dans un demi-litre d'eau puis à laisser macérer toute la nuit. En interne, on peut boire 2 à 3 tasses par jour d'une macération (même recette) deux fois moins concentrée.

Gencives (problèmes de)

Eau oxygénée et bicarbonate de soude pour des gencives fortes et des dents blanches

« Voici une recette 100 % naturelle et efficace pour assainir des gencives qui saignent et éclaircir les dents. Cela ne dispense en aucune manière d'un contrôle chez son dentiste, ça va de soi ! Ce traitement n'est pas destiné à être utilisé plus de deux mois.

Mélanger 2 cuillerées à soupe d'eau oxygénée avec du bicarbonate de sodium (appelé aussi bicarbonate de soude) jusqu'à l'obtention d'une pâte à consistance de pâte dentifrice et se brosser les dents ainsi que les gencives avec cette mixture.

Autre moyen de procéder : tremper la brosse à dents dans de l'eau oxygénée et saupoudrer de bicarbonate puis se brosser les dents et les gencives. Ceci peut être utilisé par les femmes enceintes dont les gencives peuvent davantage saigner lors du cinquième mois de grossesse. »

Valérie P.G., Paris, lectrice (et accessoirement dentiste)

Alcool à 45° contre les saignements

« Mes problèmes de gencives et de saignement ont pratiquement disparu depuis que je me lave la bouche matin et soir avec de l'alcool à 45°. »

Une lectrice de Cholet

La tormentille pour les gencives sensibles

« J'ai toujours eu des problèmes de bouche : des aphtes me faisaient souffrir et mes gencives très sensibles saignaient à chaque brossage de dents. Et puis, un jour, une voisine m'a donné une recette que j'applique depuis, pour mon plus grand bien. Chaque automne, j'arrache des pieds de tormentille qui poussent à foison dans les haies du petit bois bordant ma maison. Je fais sécher les racines au soleil, je les lave, je les brosse et j'en mâche, comme du chewing-gum, en faisant ma cuisine ! »

Gisèle M., Carpentras

Gerçures et engelures

Baume réparateur au citron

« J'ai une recette très efficace pour réparer les mains gercées : mélanger un tiers d'alcool de citron, un tiers de glycérine et un tiers de sérum physiologique. Verser le mélange dans un flacon et secouer avant usage. À appliquer sur les mains avant de se coucher. Ce baume fait des merveilles. »

Claire T., Vulaines

Du gingembre

« Cet hiver, au ski, j'ai eu très froid aux pieds, si froid que mes doigts de pied sont devenus tout blancs. De retour au chalet, je les ai mis sous la douche chaude. Résultats : j'ai eu de belles engelures et des fourmis pendant plusieurs semaines ! Une voisine m'a dit que l'on peut éviter ça en mettant une pincée de poudre de gingembre dans les chaussettes avant de sortir. J'ai essayé cette année, ça a marché ! »

Françoise C., Noirmoutier

Beurre frais

« Quand on a des engelures aux mains et aux pieds, il faut tout simplement mettre du beurre frais dessus. C'est efficace. »

Simone N., Vimoutiers

Menthe

Pour apaiser les engelures, appliquez en compresse une infusion de feuilles de menthe.

Engelures au citron

« Je suis sujette aux engelures, et c'est l'une de mes angoisses avant d'aller aux sports d'hiver. Fin décembre, un vieux montagnard m'a donné son truc. Je l'ai essayé, ça marche. Tous les matins, il faut boire le jus de 2 citrons (sucré et dilué ou non), et se frotter les doigts des pieds et des mains avec le reste de la pulpe. »

Françoise C., Vertou

Céleri bouilli

Si vous appréciez les branches et feuilles de céleri et les faites blanchir avant de les servir en gratin ou en simples légumes assaisonnés, ne jetez pas le jus de cuisson dans lequel elles ont bouilli. Versez-le dans un flacon et frottez-vous-en les mains quand vous rentrez de promenade : vous ferez disparaître très vite vos engelures.

Le bulbe de lis en cataplasme

À l'automne, les jardiniers prélèvent les bulbes des lis ayant fleuri l'été précédent, pour les mettre à l'abri. Vous pouvez aussi les « sacrifier » pour vos extrémités ! Une recette traditionnelle donne de bons résultats pour soigner à la fois les gerçures et les engelures : faites bouillir 2 bulbes dans du lait auquel vous ajoutez une cuillerée à soupe de farine. Lorsque les bulbes sont cuits, écrasez-les pour en faire une pâte. Appliquez-la tiède sur votre épiderme et laissez en place jusqu'à complet refroidissement. Recommencez 1 ou 2 fois dans la journée.

La pomme de terre, c'est tout simple

Également souveraine pour soigner engelures et gerçures, la pomme de terre crue s'emploie en cataplasme. Il faut la râper aussi finement que possible et la mettre à même la peau puis la maintenir avec un bandage. Laissez agir une demi-heure à une heure.

Les graines de coing

« En hiver, j'ai vite le bout des doigts rugueux, parfois des crevasses apparaissent même autour de mes ongles et c'est extrêmement douloureux. Heureusement, j'ai la solution pour tout faire rentrer dans l'ordre : je pile une poignée de graines de coing (je les garde toujours à la saison des coings et je les fais sécher dans mon grenier) puis je les mets dans un demi-verre d'eau tiède. Quand ils sont comme dilués, que ça fait une pâte, j'applique sur mes crevasses. »

Clémence T., Joigny

Cette préparation aux graines de coing était employée avant la brillantine pour plaquer les cheveux de ces messieurs… Il s'agit en fait d'une macération adoucissante très efficace contre les engelures et les gerçures, en particulier celles sur les seins provoquées par les tétées.

Des fanes de carotte en décoction

Autre recette très efficace pour soigner les extrémités sensibles au froid : la décoction de fanes de carotte utilisée comme le jus de cuisson du céleri. Il faut faire bouillir les fanes pendant un quart d'heure, laisser infuser dix minutes puis filtrer. Frottez mains et pieds avec cette lotion qui, par ailleurs, est très efficace en gargarismes pour chasser les aphtes !

L'onguent populéum aux bourgeons de peuplier

Cette pommade très ancienne a longtemps été utilisée pour apaiser les brûlures, calmer les hémorroïdes, soulager les douleurs articulaires et… soigner les gerçures. On la prépare en faisant bouillir à feu doux, pendant deux heures, 100 g de bourgeons de peuplier fraîchement cueillis dans 30 cl d'eau. Il faut ensuite ajouter 200 g de saindoux puis remettre sur le feu et attendre que toute l'eau soit évaporée. Filtrez ensuite à travers une passoire et mettez dans un pot bien bouché. Dès que votre peau montre des signes de sécheresse, massez-la avec cet onguent.

Gorge (mal de)

Collant ou chaussette pour soulager

« Le soir, avant de vous coucher, nouez votre bas, votre collant ou une chaussette que vous avez porté(e) durant la journée autour du cou et gardez-le (ou la) toute la nuit en guise d'écharpe. Généralement, le lendemain, on n'a plus mal à la gorge. »

Éliane R., Aubusson

Si l'on porte des chaussettes, elles doivent être longues – évidemment, sinon on s'étrangle ! Petite précision : cette recette est difficile à appliquer si l'on sue des pieds.

Sirop à la rose

« Lorsque je suis enrouée ou que j'ai mal à la gorge, je prends un sirop à la rose que je prépare moi-même avec les dernières roses de la saison de mon jardin. Je prélève 20 g de pétales sur des boutons de rose et je les mets dans 100 g de miel d'acacia. Je fais chauffer le tout et je laisse bouillir pendant dix minutes. Je filtre en écrasant bien les pétales de rose et je garde ce précieux remède dans un flacon bouché. Dès que ma gorge me fait souffrir, j'en prends 3 ou 4 cuillerées à café par jour. »

Suzanne R., Aix-en-Provence

Tisane aromatique apaisante

« Pour les maux de gorge (angines, etc.), j'ai une tisane très calmante transmise par ma grand-mère : il faut tout simplement un morceau de cannelle, 2 feuilles de laurier, 4 clous de girofle, 2 brins de thym puis faire chauffer le tout dans l'eau bouillante. Pour sucrer, le miel est bien meilleur qu'un simple sucre ! Boire cette tisane de préférence le soir, car elle a aussi des effets relaxants. Sinon, il y a encore plus simple : un citron pressé avec de l'eau bouillante et une touche de miel… C'est tout aussi efficace. »

Cyndie H., Sommières

L'aubier de tilleul sauvage du Roussillon

Ce « remède » préventif des crises de coliques néphrétiques et dépuratif des voies digestives est également souverain pour débarrasser les articulations des petites particules qui les encrassent ! Une cure de dix jours, sous forme de décoction ou d'ampoules (*voir « Coliques néphrétiques »*), s'impose quand la goutte est là !

La feuille de cassis

Dès le XVIe siècle, plusieurs auteurs ont décrit l'activité diurétique de la feuille de cassis et son efficacité contre les rhumatismes. Elle favorise l'élimination des toxines qui encombrent les articulations. Jetez 40 g de feuilles fraîches dans un litre d'eau. Faites chauffer et retirez du feu dès le début de l'ébullition. Laissez infuser dix minutes. Buvez-en 3 à 4 tasses par jour, entre les repas. Si vous ne disposez que de feuilles sèches, laissez-les tremper pendant une heure dans le litre d'eau avant de faire chauffer.

Ail du matin, pas de chagrin

« Gros consommateur de viande rouge, j'avais jusqu'à l'année dernière plusieurs crises de goutte par an, à me rouler par terre ! Quand il a compris que j'aurais beaucoup de mal à changer mes habitudes alimentaires, mon médecin m'a conseillé de manger, chaque matin, 1 ou 2 gousses d'ail. J'en mange 2 par sécurité et – je touche du bois – depuis que je fais ça, je n'ai plus de crise de goutte. »

Alain C., Paris

Même si la recette est efficace, il serait souhaitable que vous freiniez votre consommation de viande rouge – ne serait-ce que pour sa trop grande richesse en graisses animales ! Et pour les personnes craignant d'avoir une haleine forte toute la journée, croquez, après l'ail, une pomme, du persil ou quelques grains d'anis ou de cumin.

La racine de bardane

Les fruits hérissés de petits crochets de la bardane font la joie des enfants qui se les envoient mais font crier les mamans qui doivent en débarrasser ensuite les vêtements… La racine de cette plante doit se récolter de préférence en automne, lorsqu'elle concentre la meilleure proportion de principes actifs. Lavez bien les racines pour les débarrasser de toute trace de terre, puis coupez-les en rondelles. Mettez-les dans une casserole émaillée ou une théière et versez dessus 75 cl d'eau bouillante.

Laissez refroidir. Filtrez et ajoutez un demi-litre de lait et 3 généreuses cuillerées à soupe de miel liquide. Buvez cette tisane en 2 fois : une moitié le matin, l'autre le soir. Vous pouvez aussi faire cuire une poignée de feuilles fraîches dans un peu d'eau et les appliquer froides sur vos articulations douloureuses. Maintenez une à deux heures avec un bandage.

Le cataplasme de violettes au vinaigre

« Pour calmer mon gros orteil qui a tendance à gonfler au printemps, j'utilise les feuilles de violette. J'en écrase une bonne poignée et je les fais cuire dans du vinaigre. J'emballe mon gros orteil dans les feuilles humides que je couvre d'une bande. Je garde le cataplasme deux heures environ : quand je le retire, ça va bien mieux. »

Henri H., Boulogne

Cette recette est également efficace sur les articulations en cas de rhumatismes.

L'eau de bouleau

Facile à reconnaître avec son tronc blanc, le bouleau secrète une « eau » dont les gens de la campagne font provision au printemps pour ne pas souffrir de rhumatismes ni de goutte tout au long de l'année… On peut préparer, plus simplement, une « eau de bouleau » très efficace avec des feuilles sèches récoltées au printemps. Jean Palaiseul conseille d'en mettre 40 g dans un litre d'eau et de faire chauffer. Ensuite, laissez bouillir à feu doux pendant trois minutes puis retirez du feu. Quand la température de l'eau atteint 40 °C environ, ajoutez une pincée de bicarbonate de soude. Laissez infuser deux heures puis filtrez. Buvez 3 à 4 tasses de cette tisane par jour.

La feuille de noyer

Bodart, auteur du *Cours de botanique médicale* au début du XIXe siècle, s'étonnait – comme le Pr Binet il y a quelque quarante ans – de ce que le noyer, remède populaire à l'efficacité reconnue, soit ainsi oublié par la science ! En effet, sa feuille fait partie, depuis des siècles, des pharmacopées familiales. On l'utilise aussi bien pour lutter contre l'anémie, les maladies de peau, les affections pulmonaires, la transpiration excessive et le diabète que pour chasser les rhumatismes et la goutte. Il faut pour cela préparer les feuilles en décoction : jetez 20 g de feuilles sèches dans un litre d'eau et laissez macérer à froid pendant deux heures. Faites chauffer doucement jusqu'à l'ébullition, laissez bouillir deux minutes puis retirez du feu et attendez dix minutes avant de filtrer. Buvez 2 à 3 tasses de cette tisane par jour.

La saponaire, pour un grand nettoyage

« Un ami m'a dit que je me débarrasserais facilement de ma goutte si j'étais capable d'avaler de la décoction de saponaire. C'est parti comme une boutade, mais j'ai suivi son conseil. Et je dois dire que, depuis, ma goutte me laisse tranquille. »

Bernard J., Deauville

Appelée aussi herbe-au-savon, la saponaire porte bien son nom : employée en guise de savon, elle nettoie parfaitement le linge. En décoction, sa racine chasse les toxines et procède à un véritable « nettoyage » de l'organisme. On l'utilise pour accélérer la guérison après les maladies infectieuses, contre les dermatoses, les troubles du foie, la bronchite, l'obésité, la goutte et les rhumatismes. Il faut la laver soigneusement et la faire sécher puis la couper en petits morceaux. Comptez 40 g pour un litre d'eau froide. Faites chauffer et laissez bouillir cinq minutes. Filtrez immédiatement. C'est très important, car si vous laissez la plante infuser, elle risque de provoquer des effets secondaires fort désagréables : sécheresse de la bouche, tremblements… Buvez-en 2 tasses par jour, une demi-heure avant les repas midi et soir.

Le sirop de verge d'or

« Sujette aux infections urinaires, je me soigne habituellement avec du sirop de verge d'or : j'en ai donc toujours en réserve. Je le prépare en mettant 50 g de plante dans un demi-litre d'eau froide ; je fais chauffer puis je laisse bouillir pendant dix minutes. Je laisse macérer toute une nuit et, le matin suivant, je filtre. J'ajoute 100 g de sucre en poudre, je remets sur le feu et je remue jusqu'à obtenir un sirop. Pour mes infections urinaires, j'en prends 2 cuillerées à café par jour, dix jours par mois. Et mon mari, très handicapé par des crises de goutte, est ravi ! Car un ami nous a dit que ce sirop pouvait aussi soigner la goutte. Résultat : nous prenons tous les deux notre sirop dix jours par mois. Je n'ai plus d'infections urinaires, et mon mari ne souffre plus de la goutte ! »

Lucienne H., Macon

Les sommités fleuries de la verge d'or, récoltées en été puis séchées, sont de véritables draineurs de l'organisme, utiles contre les problèmes de voies urinaires, luttant contre la goutte et même contre l'arthrite.

GRIPPE

L'eucalyptus

Chassez les virus et microbes de votre maison avec une fumigation : jetez 10 g de feuilles dans un litre d'eau. Laissez bouillir pour que la vapeur se disperse dans la maison. En inhalation, retirez du feu, respirez en mettant votre visage au-dessus de la casserole (en cas de problèmes respiratoires ou de grippe).

Le sureau souverain

« Je ne laisse jamais un rhume ou une grippe me clouer au lit ! Et pour ça, j'ai une recette imparable. Dès les premiers signes, j'avale une infusion de fleurs de sureau : une cuillerée à soupe infusée dix minutes dans une bonne tasse d'eau bouillante puis je me couche sous une grosse épaisseur de couvertures. Résultat : une bonne suée et les microbes me laissent tranquille ! »

Gustave F., Nancy

Les fleurs de sureau sont à la fois antifièvre et antigrippe. On trouve des fleurs de sureau sèches dans les magasins de produits naturels. On peut aussi les récolter au mois de juin, les faire sécher et les garder toute l'année dans une boîte en carton.

La teinture d'échinacée

Mettez à macérer une partie de racine fraîche finement coupée dans une partie d'alcool à 60° et une partie d'eau distillée, pendant deux semaines et en agitant 2 fois par jour. Filtrez, versez dans une bouteille de verre coloré et conservez au frais à l'abri de la lumière. Les doses habituelles varient de 5 à 60 gouttes dans un peu d'eau, 4 fois par jour.

L'oignon tueur de virus

« Quand la grippe commence à sévir dans la région, chacun fait provision d'oignons ! Dès les premiers signes (fatigue, courbature, fièvre…), on se prépare la potion magique : on laisse tremper 2 oignons coupés en petits morceaux dans un demi-litre d'eau. Et on prend un verre de ce breuvage après le déjeuner et un autre au moment du coucher. »

Georges K., Valence

L'oignon contient une puissante huile essentielle à la fois antivirale et antiseptique.

Le bain de pieds sinapisé

La bonne vieille moutarde de nos grands-mères est toujours d'actualité en cas de grippe mais aussi de bronchite. Essayez-la en bain de pieds, en délayant 150 g de farine de moutarde dans un peu d'eau froide. Laissez reposer un quart d'heure puis ajoutez cette pâte à 4 litres d'eau chaude (38 °C environ). La température de l'eau ne doit pas dépasser 40 °C, car elle rendrait alors la moutarde inopérante.

Le cataplasme de raifort

Râpez de la racine fraîche de raifort et étalez cette pulpe sur le torse.

L'infusion de tilleul

La renommée du tilleul pour soigner la grippe est telle qu'en 1957 une grande épidémie en France en a fait passer la consommation de 400 à 500 tonnes. Il suffit de mettre une cuillerée à soupe de fleurs dans une tasse d'eau bouillante et de laisser infuser dix minutes avant de filtrer et de boire. N'hésitez pas à en prendre 3 ou 4 tasses par jour.

Quand la grippe traîne

« Quand vous n'arrivez pas à vous remettre d'une grippe et qu'elle vous laisse sur les rotules, faites une monodiète : mangez 500 g à un kilo de pommes crues râpées pendant deux ou trois jours, à l'exclusion de toute autre nourriture. Vous serez vite sur pied. »

Robert M., Bollène

Ce jeûne amélioré, en mettant le système digestif au repos, peut en effet permettre à l'organisme de retrouver des forces.

Une pomme de terre dans la poche

« Je suis un ancien routier, j'ai parcouru le Moyen-Orient en camion. J'avais des hémorroïdes depuis des années ainsi qu'une fistule. Le médecin avait dit : "On opérera les deux en même temps." Comme j'avais la "trouille", j'ai attendu. Et puis un jour, un ami du Moyen-Orient m'a indiqué ce que je devais faire : prendre une pomme de terre (petite), l'essuyer et la garder toujours dans ma poche jusqu'à ce qu'elle devienne dure comme un caillou et rétrécisse de moitié. Depuis des années, je n'ai plus rien, ni hémorroïdes ni fistule, alors que j'avais fait ce truc uniquement pour les hémorroïdes. J'en ai fait profiter beaucoup d'amis qui m'ont remercié. »

Jean-Louis G., Noisy-le-sec

Ça mérite vraiment d'être essayé, d'autant que j'ai reçu de nombreux témoignages de satisfaction suite à la parution de ce truc dans *Belle-Santé*. Certains transportent aussi des marrons dans leurs poches pour lutter contre les rhumatismes et les hémorroïdes.

Ou de la joubarbe…

« En cas d'hémorroïdes, porter sur soi un petit sac de coton dans lequel on a enfermé des bulbes de sédum (ou joubarbe) pendant un maximum de temps pour les faire disparaître. Et ça marche !!! »

Caroline E., Le Fiulet

Le marron d'Inde

« C'est une voisine qui m'a donné la recette antihémorroïdaire la plus efficace : une décoction de marrons concassés… imbuvable ! J'ai tenu dix jours à raison d'une tasse avant le dîner et ça a été très efficace, mais terrible. C'est très amer. Heureusement, j'ai maintenant la solution : de l'intrait de marron d'Inde que l'on trouve facilement en pharmacie. Et 50 gouttes matin et soir dans un verre d'eau, c'est aussi efficace et bien moins difficile à avaler. »

Marie-Christine K., Frontignan

Application de miel

« Concernant les hémorroïdes, je me suis soigné en appliquant du miel et j'ai été guéri en quelques jours. »

M. A., Kervignac

Choisissez plutôt du miel de châtaignier, connu pour ses bienfaits sur la circulation sanguine.

Bouton d'or

« Je vous livre une recette contre les hémorroïdes avec de la fausse renoncule ou bouton d'or, qui fleurit au mois d'avril. Voici la formule… Prendre les racines fraîches qui forment des petites patates. En prendre 26 courtes et 7 longues, donc au total 33, comme les 33 années du Christ. Les enfermer dans un petit sac de toile, les porter sur soi jusqu'à ce qu'elles se dessèchent, puis les brûler. »

Simone N., Vimoutiers

Le chou

Prenez quelques feuilles de chou vert et retirez-en les nervures. Posez les feuilles les unes sur les autres et écrasez-les avec un rouleau à pâtisserie. Appliquez-les ensuite sur les hémorroïdes. C'est un antidouleur à effet quasi immédiat.

Le bain circulatoire

« Jusqu'à mon premier accouchement, je ne savais pas ce qu'était une hémorroïde… mais le lendemain de l'accouchement, j'ai vite connu ma douleur ! Heureusement, ma sœur qui est pharmacienne m'a concocté un bain que j'ai pu prendre dès mon retour de clinique et qui m'a très vite soulagée. Voici la recette du bain. Dans une cuillerée à soupe de lait en poudre, versez 5 gouttes de chacune des huiles essentielles suivantes : cyprès, sarriette, genévrier. Mettez sous le robinet de votre baignoire et restez un quart d'heure dans le bain (à 37 ou 38 °C). »

Estelle T., Lille

L'oignon cuit

Faites cuire un oignon au four et appliquez sa chair, après l'avoir laissé refroidir, sur la zone douloureuse.

La joubarbe

« Pour faire disparaître mes hémorroïdes, j'ai suivi le conseil de ma mère : appliquer des feuilles fraîches de joubarbe écrasées. J'en mettais plusieurs épaisseurs et je laissais agir deux ou trois heures. Évidemment, ce n'est ni très confortable ni très présentable, mais si efficace que ça vaut le coup de le faire ! »

Luc, Paimpol

Les feuilles de joubarbe calment aussi les irritations cutanées. La joubarbe *(Sempervirum tectorum)* est une plante grasse qui pousse un peu partout et vendue dans les jardineries comme plante de rocaille.

L'argile et le chou

Faites des cataplasmes d'argile froids pendant une à deux heures, en alternance avec l'application de feuilles de chou crues.

La ficaire

On l'appelle couramment l'« herbe-aux-hémorroïdes », c'est tout dire ! Exprimez le suc de la plante à l'aide d'un pilon et imbibez-en une compresse à maintenir sur les hémorroïdes. En interne, préparez une tisane en mettant une cuillerée à soupe de racines dans 20 cl d'eau froide. Faites chauffer et laissez bouillir une minute puis infuser un quart d'heure. Buvez-en 2 tasses par jour.

La décoction d'écorce de noisetier

« J'adore les noisettes, mais j'aime encore davantage mon noisetier depuis qu'il soulage mes hémorroïdes avec son écorce, et ceci grâce à une recette que m'a confiée mon oncle. Dans un litre d'eau, mettez 30 g d'écorce de noisetier coupée en morceaux. Faites bouillir dix minutes. Filtrez. Laissez refroidir puis ajoutez un demi-litre d'alcool de grains. Imbibez des compresses de cette préparation et appliquez-les sur les hémorroïdes. »

Marianne R., Montauroux

L'écorce de noisetier contient un principe astringent très efficace contre les hémorroïdes.

Herpès

Un glaçon

« Dès l'apparition de la sensation de picotements typique du bouton de fièvre, frotter avec un glaçon plusieurs fois par jour. Cela stoppe l'évolution de l'herpès qui disparaît en deux jours. »

Mme D., Saulx-les-Chartreux

Suc de rhubarbe

« Pour faire l'économie des crèmes et pommades de toutes sortes, il suffit, pour soigner ses boutons de fièvre, d'appliquer, dès les premiers symptômes, un morceau de branche de rhubarbe fraîchement coupée. En quelques heures, l'herpès aura disparu (jusqu'à la prochaine fois). Je pratique ce traitement avec succès depuis de longues années, et quelques-uns de mes amis en sont satisfaits. »

Guy M., Paris.

Mon fils Nils, qui a des boutons de fièvre de temps en temps, utilise ce truc avec succès. Lorsque c'est la saison, il va chercher la rhubarbe dans le jardin, et pour l'hiver j'en congèle toujours quelques tronçons. Il applique alors le suc glacé : il semblerait que ce soit efficace encore plus rapidement !

En compote aussi

« Crac, une cloque ! Et même un petit bouquet de cloques, dans la zone habituelle : le bas du dos. Ce n'est pas grave mais ça démange furieusement dans le pantalon (surtout quand on porte un sac à dos), et ça va durer une bonne quinzaine !

Je lis dans la revue *Belle-Santé* qu'il faut mettre dessus du suc de rhubarbe, mais nous sommes en janvier. Alors j'ai essayé avec de la compote de rhubarbe en pot (achetée en supermarché). Et ça marche ! Un quart d'heure après avoir tartiné la zone, j'avais oublié mes cloques. »

Marianne G., Paris

Huile essentielle d'arbre à thé

« J'ai de l'herpès labial depuis mon enfance. Grâce à l'huile essentielle d'arbre à thé, les récidives se sont beaucoup espacées. De plus, en appliquant l'huile, la guérison est plus rapide. »

Renée G., Franconville

Bicarbonate de soude

« Contre les boutons d'herpès, mouillez votre lèvre avec votre langue puis appliquez du bicarbonate de soude. Répétez 3 ou 4 fois dans la journée. Si vous faites ça dès les premiers picotements, le bouton avorte. »

Marie-Noëlle T., Nexon

Chélidoine

« Je connais bien les boutons de fièvre. Mettez dessus du jus de chélidoine, efficacité totale ! »

Louis F., Chemillé

Très efficace, le jus de chélidoine est aussi toxique et ne doit pas être avalé. Réservez cette pratique aux adultes.

Whisky

« Voici un truc que j'ai expérimenté avec succès pour l'herpès : avec un coton imbibé de whisky, tamponner les boutons de fièvre… sans avaler l'alcool ! »

Christian A., Moussan

Teinture-mère de myrrhe

« Pour stopper rapidement l'évolution d'un bouton de fièvre (herpès), badigeonnez-le plusieurs fois avec un Coton-tige imbibé de myrrhe (*Commiphora myrrha*) en teinture-mère, vendue en pharmacie. »

M. M., Indre

Échinacée et cyprès

« Là où le cyprès passe, l'herpès trépasse... Et ça marche ! Mon médecin phytothérapeute me l'a dit, et c'est vrai. Prendre chaque soir une cuillerée à café de Phytostandard (extrait fluide glycériné) non substituable : *Ecchinacea angustifolia* et *Cupressus sempervirens*. En général, on suit ces indications pendant huit jours, ou bien cinq jours sur sept et on recommence. Après une deuxième minicure, j'ai été débarrassée de l'herpès. J'ai recommencé six mois plus tard puis, en cas de démangeaisons douloureuses, j'en prends pendant sept jours (150 ml suffisent largement). Maintenant, je parais guérie mais je garde ces prescriptions. »

J. J., Vannes

Boutons à l'ail

« Je vous indique un remède simple et très efficace à appliquer sur les boutons de fièvre dès les premiers picotements : on frotte avec une gousse d'ail. Cela évite l'apparition des vésicules et stoppe l'évolution. »

Mme D. R., Argent-sur-Sauldre

Les effets antiviraux de l'ail sont sans doute responsables de cette efficacité. Mais il faut être assez courageux pour se mettre de l'ail sur la bouche, au risque d'incommoder quelques nez dans la journée.

Hépatisme (foie fatigué)

Eau d'artichaut

Lorsque vous faites cuire des artichauts, gardez l'eau de cuisson pour en faire un potage.

Ce que vous dégustez avec une vinaigrette, c'est la bractée de l'artichaut… Mais ce qui stimulera votre foie, c'est la feuille. Excellent draineur hépatique et biliaire, elle entre dans la composition de nombreux remèdes pharmaceutiques. Le Dr Valnet conseillait de boire l'eau de cuisson des artichauts (provenant de l'agriculture biologique, il va sans dire…) ou de l'utiliser dans la préparation de potage. Très riche en sels minéraux, elle a fait l'objet de nombreux travaux démontrant son efficacité en cas d'insuffisance hépatique. Attention toutefois : elle est déconseillée en cas d'arthrite et d'infections urinaires.

Le Desmodium adscendens

« De retour d'un voyage en Afrique, j'ai été pris d'une fatigue étrange et de nausées… Le médecin a aussitôt diagnostiqué une hépatite. Il n'y avait pas grand-chose à faire si ce n'est s'armer de patience jusqu'au retour de la grande forme… Et ce n'est pas mon genre, la patience !

Alors je suis allé voir un ami pharmacien : il m'a conseillé de prendre du desmodium. En une semaine, j'étais en pleine forme ! »

Arnaud E., Montauban

Une thèse de pharmacie soutenue à la faculté de Tours en 1994 a démontré l'effet protecteur du desmodium sur le foie. De nombreuses expériences ont par ailleurs montré que la plante jouait un rôle très important en cas d'hépatite toxique, due à l'intoxication par une substance chimique : intoxications médicamenteuses, alcool, effets secondaires de la chimiothérapie... En cas d'hépatites virales aiguës (A, B ou C), le desmodium chasse les principaux symptômes (jaunisse, perte d'appétit, fatigue) en une à deux semaines et fait baisser très rapidement le taux de transaminases (substances dont l'élévation du taux marque l'atteinte du foie). Un médecin, après avoir étudié le desmodium au Cameroun pendant cinq ans auprès de « tradipraticiens », a noté scrupuleusement les résultats obtenus sur ses patients. De tous les malades guéris d'une hépatite virale aiguë, qu'il a continué à suivre, aucun n'a évolué vers la phase chronique – c'est ce qui est à craindre en cas d'hépatite virale. Peut-être le desmodium y est-il pour quelque chose, mais le recul n'est pas suffisant pour l'affirmer. Amené à traiter des patients atteints d'hépatite C chronique, ce médecin a pu constater une amélioration des transaminases et de leur état clinique dans 70 % des cas avec un traitement au desmodium.

Le *Desmodium adscendens* est aujourd'hui commercialisé en France sous forme de complément alimentaire. Il faut être vigilant et s'assurer qu'il s'agit bien de *Desmodium adscendens* (il existe 34 variétés de desmodium) et la posologie habituelle est de 10 g par jour. Faites bien attention aux dosages des produits que vous achèterez : s'il s'agit de gélules dosées à 500 mg par exemple, il en faudra 20 par jour.

Le chardon-Marie

« Longtemps, j'ai été un buveur impénitent. J'en ai perdu ma femme et mon emploi. Mon foie aussi en a beaucoup souffert. Heureusement, aujourd'hui, grâce à ma nouvelle compagne d'origine allemande, je suis en meilleure santé. Je ne bois plus et je régénère les cellules de mon foie avec des gélules de chardon-Marie, une plante que les Allemands connaissent bien et absorbent en cas de cirrhose. »

Jean-François B., Strasbourg

Ce chardon aime les sols en friche bien ensoleillés. Son efficacité pour la protection des cellules hépatiques a été largement démontrée de façon scientifique. Non seulement il protège les cellules du foie, mais en plus il stimule leur renouvellement. On l'emploie pour soigner les hépatites – il semble plus efficace pour les hépatites virales aiguës que dans le cas de maladies chroniques –, en cas de cirrhose et pour limiter les effets secondaires de la chimiothérapie. On trouve le chardon-Marie sous forme de gélules à avaler. Les dosages, comme pour le desmodium, doivent être assez élevés pour une réelle efficacité dans les troubles graves du foie. Bien évidemment, s'il s'agit simplement de régénérer son foie après quelques excès, quelques gélules suffiront.

Le pissenlit

Jacques Brel disait du pissenlit qu'il assurait « l'essorage de l'éponge hépatique ». C'est en effet un draineur hépatobiliaire bien connu. On emploie à la fois les racines et les feuilles. Il suffit de les laver et de les couper puis de les faire bouillir pendant deux minutes à raison d'une poignée de feuilles et de racines par litre d'eau. On laisse ensuite infuser dix minutes avant de filtrer. Jacques Brel, qui le considérait comme une quasi-panacée, conseillait trois tasses par jour, avant les repas. Le Dr Valnet, lui, préconisait de faire une cure de pissenlit dès la saison venue et de ne pas mettre de côté les boutons floraux, qui se mangent dans la salade au même titre que les baies de genièvre dans la choucroute.

Croisement de doigts

« Pour chasser le hoquet, je vais vous donner un remède de grand-père – il n'y a pas que les grands-mères qui ont des astuces –, très discret, qui ne nécessite pas de sucre, de pain grillé, d'eau froide, de glace ou de faire des contorsions : s'asseoir pieds bien à plat sur le sol, prendre une grande inspiration pour se détendre rapidement puis croiser deux doigts de chaque main : le bout du pouce de la main droite sur le bout de l'index de la main gauche et le pouce de la main gauche sur l'index de la main droite. Tenir la position quelques instants. Le hoquet disparaît très rapidement. »

Guy B., Saint-Jean-de-Védas

Cornichon

« Quand vous avez le hoquet, mâchez lentement un cornichon : le hoquet disparaît instantanément. »

Laura M., Donnemarie-Dontilly

Vinaigre sur sucre

« Pour les enfants, à la place du cornichon, faites-leur sucer un morceau de sucre imbibé de vinaigre. Effet assuré. »

Yvette N., Metz

Respiration

« Voici un truc très efficace contre le hoquet. À partir de 6 ou 7 ans, un enfant est capable de faire les gestes nécessaires. Environ deux secondes après un spasme, prendre une très profonde inspiration par le nez, bouche fermée. Dès que les poumons sont remplis, fermer très rapidement les deux narines en pinçant modérément entre le pouce et l'index. Dès la fin de ce geste, gonfler le ventre pour pouvoir pousser l'air dans le nez, bouche toujours hermétiquement fermée – on sent même un peu d'air venir s'y bloquer. Maintenir cette pression environ sept secondes puis, pas trop lentement mais pas trop rapidement non plus, libérer le nez afin de rejeter l'air. Bien effectuée, cette "opération" dure de quinze à vingt secondes. Les spasmes ont été combattus très rapidement, et c'en est fini du hoquet. S'il a commencé une heure ou deux auparavant, sans doute faudra-t-il refaire ces mêmes gestes 1, 2, 3 fois ou plus. Dans ce cas, recommencer de suite cette opération qui vaincra ce détestable ennui, sauf peut-être si le hoquet affecte la victime depuis des jours sans discontinuer. »

André B., Lyon

De l'eau

« Le hoquet ? Avaler 7 gorgées d'eau d'affilée, sans respirer entre les gorgées. Le hoquet cesse. »

Jeannette, Mormant

L'huile essentielle d'estragon

Mâchez un morceau d'estragon ou bien prenez 1 à 2 gouttes d'huile essentielle d'estragon sur un sucre. Le résultat est immédiat. Le Dr Valnet regrettait que ce truc très simple ne soit pas conseillé à toutes les personnes souvent confrontées au hoquet.

Mie de pain

Mangez une boulette de mie de pain.

Gymnastique…

« Pour faire passer votre hoquet, buvez un grand verre d'eau froide en maintenant sur votre front le manche d'un couteau dont la lame trempe dans le verre. »

Gérard L., Ajaccio

L'alcool de lavande

Faites macérer 100 g de fleurs de lavande dans 50 cl d'alcool de fruit pendant un mois. Filtrez. En cas de hoquet, prenez un sucre imbibé de cet alcool. Vous pouvez aussi l'utiliser pour désinfecter les plaies ou en friction de la poitrine en cas de bronchite.

HYPERTENSION

Un petit jeûne !

Dans les stages de jeûne et randonnée, les personnes souffrant d'hypertension ont vite fait de baisser la dose de médicament hypotenseur après quelques jours… Eh oui, le jeûne fait baisser la tension. Bien sûr, on ne peut pas jeûner tout le temps ! Mais il faut au moins boire beaucoup d'eau (un demi-litre une demi-heure avant chaque repas par exemple) et insister sur les fruits séchés comme la figue ou l'abricot, très riches en potassium, qui aident à réguler la tension. Une autre mesure s'impose : limitez votre consommation de sel ! Pour cela, évitez les plats préparés, souvent très salés… Et laissez de côté la salière !

La recette du Dr Mazet

Mettez une vingtaine de feuilles d'olivier dans 20 à 25 cl d'eau chaude et faites bouillir le tout jusqu'à réduction de moitié. Filtrez et buvez chaud, sucré au miel, matin et soir.

L'aubépine

« Depuis que je bois chaque jour 2 tasses de tisane d'aubépine, je me sens beaucoup mieux : non seulement je n'ai plus de palpitations, mais ma tension est devenue bien plus raisonnable. »

Sylvie C., Champigny

Réputée contre les palpitations, les bourdonnements d'oreilles et les bouffées de chaleur, l'aubépine est également un bon régulateur de la pression artérielle. Faites une infusion de fleurs à raison d'une cuillerée à café par tasse d'eau bouillante, infusée dix minutes.

Le gui

Autre atout contre l'hypertension, le gui agit aussi contre les troubles de la ménopause et l'excès de nervosité. On utilise les feuilles (jamais les baies) à raison d'une pincée pour une tasse d'eau : faites bouillir et laissez infuser dix minutes. Prendre 2 tasses par jour entre les repas.

Tisane de pâquerettes

Employez les fleurs de pâquerettes en infusion à raison d'une cuillerée par tasse infusée dix minutes et de 2 tasses par jour.

Jus de pamplemousse

« Habitué à boire chaque jour 1 ou 2 jus de fruit, j'ai constaté que depuis que j'ai suivi le conseil d'un ami en ne buvant plus que du jus de pamplemousse, ma tension a bien baissé. »

Olivier T., Limoges

Ail macéré

Le soir, écrasez une gousse d'ail et laissez-la macérer dans un verre d'eau toute la nuit. Buvez cette macération le matin à jeun.

Du riz et des pommes

Riz et pommes sont à la base d'un régime antihypertension très efficace. Mettez-les le plus souvent possible à vos menus.

Impatiences dans les jambes

Homéopathie

« J'ai essayé *Zincum metallicum* 9 CH en association avec Sédatif PC. Depuis un mois, je recommence à dormir et je n'ai plus de crises depuis trois semaines. »

Mme G., Miramas

Impuissance

Du gingembre

Vasodilatateur, le gingembre, vendu confit dans les épiceries orientales (mais il faut en aimer le goût un peu « savonneux »), sous forme de racine à râper dans les plats ou en poudre, est un aphrodisiaque souvent très efficace.

Le bain stimulant

Si vous manquez d'ardeur, faites confiance au romarin pour vous rendre tout votre entrain. Réputée pour ses vertus aphrodisiaques, l'huile essentielle de romarin vous livre ses bienfaits dans le bain. Il suffit d'en mélanger 20 gouttes à une cuillerée à soupe de lait en poudre (ou de base pour bains, vendue en pharmacies ou dans les magasins de produits naturels) et de verser le tout sous le robinet de votre baignoire. Restez un quart d'heure dans le bain – et ne vous lavez pas pour bien laisser agir l'huile essentielle. Vous pouvez aussi, pour varier, ajouter à votre bain 10 gouttes d'huile essentielle de romarin et 10 gouttes d'huile essentielle d'ylang-ylang – elle aussi réputée pour réveiller le désir.

L'infusion de berce

Dans une tasse, mettez une cuillerée à café de plante (racine et feuilles en morceaux) puis remplissez d'eau bouillante. Laissez infuser dix minutes et filtrez. Buvez 3 tasses par jour de cette infusion, très efficace si votre faiblesse est liée au surmenage ou aux excès.

Le vin de cannelle

Faites macérer 60 g de cannelle et 30 g de vanille dans un litre de vin de Frontignan pendant quinze jours puis filtrez. Buvez un (petit !) verre au moment du repas du soir.

Le schisandra

« Il y a quelques mois, j'ai lu un dossier vantant les mérites du schisandra en cas de panne sexuelle. Et je dois dire, après l'avoir essayé, que je dois remercier l'auteur de l'article pour me l'avoir fait connaître ! »

Marcel B., Valence

Venu du nord-est de la Chine, le schisandra est une plante grimpante dont les baies séchées sont employées en Orient pour leurs nombreuses vertus : elles aident l'organisme à résister au stress, renforcent la lucidité, diminuent l'irritabilité et freinent la perte de mémoire. Mais le schisandra est surtout connu pour ses vertus aphrodisiaques. Il améliore la libido chez les hommes et est réputé pour augmenter les sécrétions sexuelles, chez l'homme comme chez la femme. En Chine, la tradition voulait que l'on utilise les baies de schisandra en en mastiquant chaque jour pendant 100 jours pour bénéficier de leurs vertus toniques. Chez nous, il est difficile de trouver des baies à savourer, mais on peut se procurer du schisandra sous forme de gélules à avaler.

Le vin de céleri

Mixez une belle tête de céleri et mélangez la purée obtenue avec 4 à 5 cuillerées à soupe de sucre roux en poudre. Couvrez le tout avec un litre de bon vin blanc et laissez macérer pendant deux jours. Prenez-en 2 à 3 verres par jour.

Sacrum bloqué

« On a enfin pris conscience que l'incontinence urinaire n'affectait pas seulement des vieilles femmes épuisées, mais aussi de jeunes mères dont l'accouchement n'a pas toujours lieu dans le calme et la sérénité.

J'ai eu la "chance" d'avoir une lombalgie sévère qui exigea une radiographie. J'ai montré cette radio à une de mes anciennes élèves, kinésithérapeute. Avant de se pencher sur l'état de mes lombaires, elle s'est exclamée : "Mais votre sacrum est bloqué, vous devez avoir des problèmes de sphincter, il faut voir cela avec la kiné qui va vous soigner." Ce que je fis. Et après une seule séance, par une technique de pompage sur le sacrum, j'ai enfin été délivrée de ce qui, à la longue, était devenu un fléau.

Il paraît que ce n'est pas efficace à 100 % et que plusieurs séances sont parfois nécessaires. Mais je pense que cela vaut la peine d'envisager la possibilité de cette cause de "fuites" avant d'affronter une thérapie lourde… ou de s'abonner à un service de vente de protections. »

Simone C., Nyons

Kiné périnéale

« J'ai été handicapée pendant une quinzaine d'années par une incontinence urinaire sévère. L'urine me coulait sur les jambes quand je marchais, riais, éternuais. J'étais toujours garnie. Je suis allée consulter une kiné périnéale à l'hôpital. Après 20 séances avec une spécialiste – j'insiste car les vrais spécialistes sont rares –, tout était réglé. On vous envoie un léger courant sur les muscles périnéaux avec une sonde vaginale pour stimuler ces muscles et vous apprendre à les faire travailler. Comme ça, vous pouvez ensuite les faire travailler seule, à tout moment dans la journée. C'est très simple, sans douleur, remboursé et très efficace ! »

Mme L., Saint-André-des-Eaux

Les fuites urinaires ne sont pas non plus « irrémédiables ». Le problème, c'est le tabou qui les entoure. On a honte d'en parler à son médecin. Pourtant, des centaines de milliers de femmes ont des fuites ! Il ne faut pas hésiter à se confier, d'autant que de nombreuses solutions existent. La kinésithérapie peut donner d'excellents résultats. Il existe aussi des interventions chirurgicales légères, pour lesquelles une hospitalisation n'est pas forcément nécessaire. Le mieux, donc, quand on souffre d'incontinence, est d'en parler à son médecin ou, mieux encore, à un urologue afin qu'il vous oriente vers les solutions les plus efficaces.

Canneberge

« Je témoigne personnellement des effets bénéfiques de la canneberge contre les infections et fuites urinaires. J'ajoute qu'il est important de respecter les règles d'hygiène et de diététique élémentaires, de boire au minimum un litre et demi d'eau chaque jour, d'uriner régulièrement sans se retenir et systématiquement après chaque rapport sexuel, de pratiquer une toilette intime avec un produit adapté, d'éviter le port de vêtements trop serrés et, enfin, de préférer les sous-vêtements en coton. »

Bernard L., Paris

Appelée aussi grande airelle rouge ou, plus souvent, par son nom anglais *cranberry*, la canneberge est commercialisée en comprimés ou en gélules et disponibles dans les magasins de produits naturels.

Hygiène féminine

« Même si toutes les causes des infections urinaires féminines ne sont pas encore clairement identifiées (certaines bactéries pourraient traverser la paroi intestinale et gagner la vessie), bien des femmes sont débarrassées de leurs infections urinaires lorsqu'elles s'essuient d'avant en arrière après être allées à la selle et qu'elles pensent à uriner après avoir eu des rapports sexuels. »

Dr M., Seine-et-Marne

Des huiles essentielles contre la cystite

« Souffrant de cystite, j'ai obtenu un excellent résultat avec des huiles essentielles chémotypées : 2 gouttes de bois de Hô et 2 gouttes de *Tea Tree* (arbre à thé) avec, éventuellement, 2 gouttes de Palmarosa à mélanger dans 2 gouttes d'huile de noisette et à appliquer 2 à 3 fois par jour sur le bas du ventre. Je prenais aussi 1 à 2 gouttes de bois de Hô sur un morceau de sucre sous la langue 1 à 2 fois par jour. Traitement à suivre pendant cinq jours. »

Nicole S., Alpes-Maritimes

La myrtille anticystite

« Ma mère a débarrassé de leur cystite toutes les femmes du quartier en leur confiant sa recette : prendre 5 à 7 tasses de décoction de myrtilles chaque jour. Il suffit de mettre une cuillerée de baies par tasse d'eau, de faire bouillir cinq minutes puis infuser un quart d'heure. »

Laurence L., Albi

La myrtille est l'un des remèdes les plus efficaces contre le colibacille, souvent responsable de cystite. On peut aussi choisir de la prendre sous forme de jus, à raison de 2 ou 3 verres par jour.

Les radicelles de poireau

« En cas de cystite, faites infuser les racines (préalablement nettoyées) d'un gros poireau pendant un quart d'heure dans un bol d'eau bouillante. La brûlure disparaît dès le premier bol. Buvez-en 3 à 4 bols par jour. »

Huguette T., Vic-en-Bigorre

La teinture de l'abbé Kneipp

Pour en préparer, il faut mettre, dans un bocal, 2 ou 3 poignées de baies de myrtille fraîches, ajouter 2 ou 3 clous de girofle, un bâton de cannelle, puis remplir avec une eau-de-vie de fruit. Laissez macérer quinze jours avant de filtrer. En prendre une cuillerée à café dans un verre d'eau chaude matin et soir.

Du genièvre pour Geneviève

« C'est en lisant un guide d'aromathérapie que j'ai trouvé la solution à mes cystites récidivantes : 2 gouttes d'huile essentielle de genévrier sur un sucre midi et soir. Les urines prennent l'odeur de la violette et, surtout, je n'ai plus de cystite depuis un bon moment. »

Geneviève V., Loupiac

L'huile essentielle de genièvre est très bénéfique pour les voies urinaires, mais il ne faut surtout pas dépasser les doses, car elle est aussi très puissante. Pour lutter contre les infections urinaires, vous pouvez aussi préparer les baies de genièvre en infusion : en verser une cuillerée à café dans une tasse puis couvrir d'eau bouillante. Laisser infuser dix minutes avant de filtrer et de boire. En général, on conseille 2 à 3 tasses par jour pendant trois semaines. L'abbé Kneipp, spécialiste en phytothérapie, conseillait quant à lui une cure de baies de genièvre consistant à mâcher 4 baies le premier jour, 5 le deuxième, ainsi de suite jusqu'à 15, puis à diminuer d'une baie par jour jusqu'à revenir à 4, soit vingt-trois jours en tout.

La bruyère

Les petites fleurs de bruyère – tant appréciées des abeilles – sont antiseptiques et diurétiques, indiquées depuis toujours en cas de troubles urinaires. Le nom latin de la bruyère, *Erica*, est d'ailleurs dérivé d'un mot grec signifiant « briser », car on attribuait autrefois à la bruyère la capacité de briser les calculs urinaires. Pour drainer les microbes de votre vessie, préparez une décoction des sommités fleuries séchées : mettez-en 4 cuillerées à soupe dans un litre d'eau froide. Faites chauffer et laissez bouillir à feu doux pendant quarante minutes avant de filtrer. Buvez le litre entier au cours de la journée.

La busserole

La busserole est un arbrisseau dont les feuilles sont à la fois antiseptiques et calmantes des voies urinaires. Elle est indiquée en cas d'inflammations comme la cystite, la pyélonéphrite, la colibacillose, l'hypertrophie prostatique… Pour un litre d'eau, 2 cuillerées à soupe de feuilles sèches suffisent. Faites chauffer jusqu'aux premiers bouillons puis laissez infuser un quart d'heure avant de filtrer. Buvez votre litre de tisane dans la journée.

Le chiendent

« Depuis que j'utilise le "vilain" chiendent de mon jardin en tisane, mes infections urinaires ne sont plus revenues. Comme quoi, il ne faut jamais dire de mal d'une plante sans la connaître parfaitement. Le chiendent a de bons et de mauvais côtés, comme chacun de nous. »

Carole T., Les Ulis

Cette plante, que les jardiniers appellent une mauvaise herbe, est considérée par les phytothérapeutes comme l'un des meilleurs dépuratifs qui soient. Particulièrement indiqué en cas d'infections urinaires mais aussi de troubles digestifs, d'arthrite ou de goutte, son rhizome (racine) entre dans la composition d'une tisane très efficace. Prélevez de la racine fraîche, nettoyez-la soigneusement puis mettez-en 5 cuillerées à soupe dans un litre d'eau froide. Faites chauffer et laissez bouillir une minute. Jetez l'eau puis écrasez le chiendent, ajoutez un litre d'eau et mettez de nouveau sur le feu. Laissez bouillir vingt minutes puis infuser cinq minutes avant de filtrer. Buvez cette tisane à raison de 2 à 3 tasses par jour pendant trois semaines. Si le goût est trop rebutant, mettez 1 à 2 cuillerées à soupe de copeaux de réglisse dans la tisane durant les deux dernières minutes de l'ébullition – sauf si vous souffrez d'hypertension car, dans ce cas, la réglisse vous est contre-indiquée.

Le cassis

Faites infuser 5 cuillerées à soupe de feuilles fraîches dans un litre d'eau bouillante pendant dix minutes. Buvez 3 ou 4 tasses par jour, après les repas. Cette tisane est utile en cas de cystite, de coliques néphrétiques, d'œdèmes, de rétention d'eau, de cellulite et de rhumatismes.

Le cerfeuil frais

Indiqué contre les troubles urinaires, circulatoires et hépatiques, il doit toujours être consommé frais. En tisane, jetez 30 g de cerfeuil dans de l'eau bien chaude, couvrez et laissez infuser dix minutes. Prenez-en 3 tasses par jour, entre les repas.

Les queues de cerise

« Chaque année, mes cerisiers donnent des kilos de fruits ! Non seulement je fais de belles récoltes, mais je garde soigneusement les queues pour me préparer une tisane que j'aromatise avec de la pomme. Avec ça, je n'ai jamais d'infections urinaires et je trouve que, depuis que j'en bois régulièrement, ma cellulite a bien diminué. »

Chantal M., Montereau

La queue de cerise est un excellent diurétique naturel, efficace contre la cystite et la rétention d'eau. Mettez 40 g de queues de cerise dans un litre d'eau froide et laissez macérer douze heures. Faites chauffer et laissez bouillir cinq minutes. Versez sur 2 pommes épluchées et coupées en rondelles. Laissez encore infuser vingt minutes puis filtrez. Prenez 4 à 5 tasses par jour de cette délicieuse tisane.

La chicorée

Pour lutter contre les infections urinaires, préparez une décoction de la plante entière séchée, y compris la racine. Mettez 3 cuillerées à soupe de plante dans un litre d'eau froide. Faites chauffer et laissez bouillir cinq minutes puis retirez du feu. Attendez un quart d'heure avant de filtrer. Prenez-en une tasse avant chaque repas.

Le mélilot

Diurétique, adoucissant et désinfectant des voies urinaires, le mélilot a l'avantage de donner une tisane au goût délicat, qui satisfait le palais des gourmets. Mettez 5 cuillerées à soupe de sommités fleuries sèches dans un litre d'eau bouillante et laissez infuser un quart d'heure avant de filtrer. Buvez-en 3 ou 4 tasses par jour.

Le thym

Des ballonnements à la toux en passant par la fatigue, les angoisses, l'insomnie ou encore les troubles hépatiques, le thym est une plante au nombre d'indications étonnant ! Il est conseillé aussi en cas d'infections urinaires contre lesquelles il donne de bons résultats car c'est un excellent antiseptique. Préparez-le en infusion : 3 cuillerées à soupe de sommités fleuries sèches ou fraîches à laisser infuser dix minutes avant de filtrer. Prenez-en une tasse après chaque repas.

Insomnies

Aspérule odorante

« L'aspérule odorante est une plante formidable et calmante. Je m'en sers depuis bien des années quand il m'arrive de ne pas pouvoir dormir. Une tasse d'aspérule et, un quart d'heure plus tard, je dors. Je cueille les fleurs l'été en montagne et je les fais sécher. »

Jacqueline C., Saint-Quentin

L'aspérule odorante – elle devient odorante en séchant – présente l'avantage de donner un goût délicieux à la tisane.

Chaussettes en laine

« Lorsque j'ai des difficultés pour m'endormir, souvent quand j'ai les pieds froids, j'utilise une vieille paire de chaussettes en laine dont les élastiques sont détendus (afin de ne pas serrer les chevilles) et je m'endors rapidement. »

Annette C., Chemilly

Le champagne

Un demi-verre de champagne après le dîner conduit certains insomniaques des plus récalcitrants dans les bras de Morphée.

Du tilleul pour les bébés

Le bain de tilleul permet aux enfants de trouver très vite le sommeil. Jetez dans une marmite 500 g de fleurs et feuilles de tilleul sèches avec 2 litres d'eau. Faites chauffer et laissez bouillir cinq minutes. Filtrez et ajoutez cette décoction à l'eau du bain.

Dormir avec la laitue

« Quand nous étions petits, ma grand-mère faisait bouillir les plus belles feuilles d'une grosse laitue puis elle les pressait dans l'eau de cuisson qu'elle ajoutait ensuite à notre bain. Tout cela pour nous aider à dormir, et c'était efficace. »

Gervaise N., Melun

La laitue est un hypnotique léger sans aucun effet secondaire indésirable. Les insomniaques auraient tort de la négliger.

À la campagne, la balle d'avoine

« Avis aux insomniaques qui vivent à la campagne : dormez sur un lit de balle d'avoine. »

Raymond P., Souillac

Oreillers de houblon

Pour trouver rapidement le sommeil, surtout s'il est perturbé par des douleurs rhumatismales, remplissez votre oreiller de cônes de houblon. Cette méthode était très utilisée en Grande-Bretagne et semble donner d'excellents résultats – elle est réputée avoir guéri le roi George III de ses insomnies.

La pomme

« Dans la famille, on a un somnifère bien à nous, et sans effet secondaire, qui peut être utilisé par tout le monde et que tout le monde adore : il faut couper une pomme en rondelles et verser par-dessus un demi-litre d'eau bouillante. Ensuite, on laisse mijoter à feu doux une heure (sans faire bouillir) puis on verse dans une tasse à travers une passoire avant de sucrer avec une cuillerée de miel d'aubépine ou d'oranger… C'est délicieux et très efficace ! »

Sylvie N., Niort

Le miel

Avant de vous coucher, choisissez un miel toutes fleurs ou un miel d'oranger, ou encore d'aubépine. Mélangez 2 cuillerées à café de vinaigre de cidre avec 2 cuillerées à café de miel et diluez le tout dans un verre d'eau. Prenez ensuite 2 cuillerées à café au moment du coucher, puis, si nécessaire, toutes les heures jusqu'à trouver le sommeil.

Le sachet de lavande

« Longtemps, j'ai eu du mal à trouver le sommeil à cause de migraines persistantes. Je suis maintenant débarrassée du problème : j'ai glissé un sachet de lavande sous mon oreiller et je dors comme un bébé. »

Lucille de J., Bruxelles

La lavande apaise la nervosité, les maux de tête et les migraines. Si la méthode de Lucille ne suffit pas, vous pouvez aussi masser quelques minutes vos tempes avec de l'huile essentielle de lavande fine *(Lavandula angustifolia)* avant le coucher.

La teinture de passiflore

Dans un litre d'alcool fort, jetez 200 g de fleurs de passiflore. Laissez le tout en flacon bouché pendant dix jours, en ayant soin de remuer chaque jour. Prenez 40 gouttes de cette teinture le soir avant d'aller vous coucher.

Le sirop à la fleur de pêcher

« Dans le Sud, on met à profit les merveilles que nous offre la nature. Pour l'insomnie, je prépare un sirop de fleurs de pêchers dont tous mes amis raffolent. Faites infuser 100 g de fleurs de pêcher dans un litre d'eau bouillante pendant vingt minutes. Filtrez puis ajoutez un poids équivalent de sucre roux. Remettez à cuire au bain-marie jusqu'à l'obtention d'un sirop. Donnez-en 1 à 2 cuillerées à café aux enfants après le dîner, et prenez-en, si vous avez du mal à dormir, 2 cuillerées à soupe le soir. »

Carmen I., Cavaillon

Ce sirop apaisant est aussi légèrement laxatif.

Kyste synovial

Pièce de monnaie

« Pour le kyste synovial (au poignet, mais aussi ailleurs), voici un truc de mon mari, médecin, qui le tient d'un médecin orthopédiste :

prendre une grosse pièce de monnaie (la pièce de 5 francs était idéale). Écraser le kyste avec le tranchant de la pièce en lui imprimant un mouvement tournant. Le kyste se crève dès la première fois ou après plusieurs manipulations étalées sur quelques jours. Je l'ai pratiqué sur moi et sur des amis, toujours avec succès. »

Mme M. A., Lyon

LARYNGITE

Secret de chanteur: le bouillon blanc

« J'adore chanter… Mais je suis enseignant et, toute la journée, je dois parler ! Alors, le soir venu, il m'arrive de ne plus avoir de voix. Heureusement, j'ai trouvé la solution. En rentrant, le soir, je me prépare un gargarisme de bouillon blanc. Il faut mettre une bonne cuillerée à soupe de fleurs et feuilles concassées (vendues en pharmacie) dans 20 cl d'eau et faire chauffer puis laisser bouillir trois ou quatre minutes. »

Jean-Pierre C., Noirmoutier

L'herbe-aux-chantres

Appelée herbe-aux-chantres ou vélar, l'*Erysimum* est une plante spécifique des enrouements et des affections du larynx. On la prépare en sirop : faites bouillir 30 g de feuilles et fleurs d'herbe-aux-chantres et 10 g de réglisse dans un litre d'eau jusqu'à réduction au tiers. Filtrez et ajoutez 200 g de miel d'acacia et faites cuire au bain-marie jusqu'à l'obtention de la texture d'un sirop. Prenez-en 2 à 3 cuillerées à soupe par jour.

Lichen

Bicarbonate de soude contre le lichen vaginal

« Pourquoi ne pas essayer de faire sa toilette intime avec du bicarbonate de soude en cas de lichen vaginal ? Pour tous les petits et gros bobos, gencives, aphtes… cela marche instantanément. Il soulage l'herpès, mais seul le cyprès en teinture-mère le "guérit", et seulement pour quelque temps. »

J. J., Vannes

Propolis en cas de lichen buccal

« Pour aider certaines personnes souffrant de lichen buccal, je voudrais vous informer que la propolis sous toutes ses formes – en spray, pastilles, dentifrice – a été très efficace et m'a permis de guérir complètement. Le spécialiste, qui ne préconisait aucun traitement, à part une bonne hygiène (brossage des dents et gencives 3 fois par jour), a été très surpris. »

Mme S., Saint-Étienne

Régime sans gluten en cas de lichen vaginal

« J'ai atrocement souffert de lichen vaginal pendant dix ans et, bien avant, j'avais de ce côté quelques soucis. J'ai consulté et tout essayé : médicaments, ovules, mise à l'écart volontaire de certains aliments. En 1996, on me fait une biopsie. Constat : lichen vaginal sclérosant… et la galère continue. Expliquer par quel hasard j'ai pensé au pain serait trop long. Après une discussion avec mon docteur homéopathe, nous décidons d'un régime sans gluten. Un régime sévère pendant deux ans, et depuis deux mois je me sens guérie, vraiment guérie… sauf petit écart de régime. »

Mme S., Bouches-du-Rhône

Mal de dos

Bambou

« Ma mère âgée de 75 ans souffrait depuis des années du dos. On lui avait diagnostiqué une lordose et une ostéoporose très avancée. Après avoir lu un article sur les bienfaits du bambou tabashir, elle en a fait une cure. Après deux mois de prise journalière, nette amélioration. Après un an de traitement, elle n'a plus de douleurs. »

Mme Annick G., Haute-Goulaine

Fougères antilumbago

« Dormir sur un petit matelas constitué d'une grosse brassée de fougères mâles soulage le lumbago. »

Éliane L., Saint-Branchs

Huiles essentielles

« L'huile essentielle de gaulthérie (*Gaultheria procumbens*) est anti-inflammatoire. L'huile essentielle de laurier (*Laurus nobilis*) est anti-douleur. L'huile végétale de tamanu (*Calophyllum inophyllum*) est également antalgique et anti-inflammatoire. On peut l'utiliser contre les douleurs des sciatiques, lombalgies et rhumatismes. Pour remplacer un traitement à base de corticoïdes, on peut utiliser un mélange d'huiles essentielles de *Pinus sylvestris* et de *Picea mariana* (dilué à 50 % dans une huile végétale pour en faciliter l'application) en massant au niveau des glandes surrénales. C'est efficace dans toutes les pathologies traitées avec la cortisone et ses dérivés. »

Mme F., Jura

Contre les douleurs articulaires, tendineuses et musculaires, le mélange d'huiles essentielles de gaulthérie et d'eucalyptus citronné donne aussi de bons résultats.

Bananes et savon antisciatique

« Pour lutter contre la sciatique, mangez 3 à 4 bananes par jour et placez un savon de Marseille au fond de votre lit (au niveau des pieds). Suivez ce "traitement" pendant une semaine. Succès assuré ! »

Christian N., Villelongue

Trois tours de ficelle

« Chez un fabricant de cordes, j'ai rencontré un homme qui plaçait 3 tours de ficelle de chanvre autour de ses reins pour soulager ses douleurs. J'ai retenu son mot : "Le chanvre a une vertu". »

Monique B., Paris

Le baume du tigre

« Il faut se procurer chez un petit marchand chinois (on en trouve aussi en pharmacies) une pommade nommée “baume du tigre”. Il suffit de se masser l’endroit douloureux avec cette crème 1 ou 2 fois par jour. On ressent une impression de froid puis un grand bien-être. Il est recommandé de se reposer le plus possible bien à plat sur un matelas un peu dur. Mon lumbago a disparu complètement en trois jours. »

Paul C., Orléans

Le baume du tigre est en effet réputé pour soulager les douleurs : les maux de dos, mais aussi les maux de tête, en application sur le front ou les tempes. Attention cependant si vous avez la peau fragile, car il peut irriter.

Le cataplasme d’avoine

Faites griller, sans aucune matière grasse, une poignée d’avoine. Mettez l’avoine grillée bien chaude dans un sachet de tissu fin et appliquez sur la zone douloureuse. Vous pouvez aussi faire bouillir 4 à 5 cuillerées à soupe d’avoine dans un mélange de 10 cl de vin et 10 cl de vinaigre pendant cinq minutes puis en faire des compresses chaudes.

Lien de lin antilumbago

« Mon grand-père, quand il souffre d'un lumbago, se noue une gerbe de lin autour des reins. Cette recette vient des Pays-Bas dont il est originaire. »

Viviane H., Lille

MAL DES TRANSPORTS

Un collier de persil

« Remède très simple et efficace que j'ai expérimenté sur mes enfants. Il suffit d'accrocher sur la poitrine une grosse poignée de persil au bout d'un fil. C'est un remède de "*bonne fame*" (*bona fama* en latin !) qui m'a été donné par une petite vieille à Toulon. »

Mathilde C., Paris

Un truc de marin

Quand menace le mal de mer, il faut avoir le ventre plein. Les marins mangent des bananes avant d'embarquer. En cas de vomissement, c'est l'aliment le moins difficile à évacuer et celui qui irrite le moins le tube digestif.

Aspirine dans le nombril

« Je craignais beaucoup les déplacements en voiture et une amie m'a signalé qu'avec un cachet d'aspirine appliqué sur le nombril au départ, elle n'était plus malade. Je n'y croyais guère, mais j'ai essayé… et, depuis plusieurs années, je n'ai plus aucun problème. »

Odette M., Gap

Seul le nombre de témoignages pourrait attester de l'efficacité de cette méthode vraiment surprenante.

Le sucre à l'alcool de menthe

Imbibez un sucre de quelques gouttes d'alcool de menthe et sucez-le pendant le voyage.

Des grains

« Croquez un grain de café ou, mieux, si vous en avez le courage, un clou de girofle. »

Jean-Marc D., Bayonne

Ce truc est sans doute efficace mais demande en effet du courage. Le persil donne, semble-t-il, de meilleurs résultats encore – il faut en mâcher quelques feuilles. Quoi qu'il en soit, il est utile, en cas de mauvaise haleine, de consulter son dentiste si on ne l'a pas fait depuis longtemps, et de s'interroger sur l'état de son foie.

Maux de tête et migraines

Cataplasme au rhum

« En premier lieu, il faut se frictionner les mollets avec du vinaigre d'alcool, puis préparer un cataplasme en mélangeant un œuf cru entier, un jaune d'œuf, 2 cuillerées à soupe de jus de citron et 2 cuillerées à soupe de rhum puis délayer le tout avec de la farine de froment, comme pour obtenir une pâte à tarte. Appliquer cette pâte sur un linge, puis derrière la tête, et garder cet emplâtre trois à quatre heures. On peut aussi placer une rondelle de citron ou une belle tranche d'oignon sous la plante du pied gauche, en même temps. »

Cette technique a été recueillie par le journaliste Jean Palaiseul auprès d'une radiesthésiste en qui il avait grande confiance.

La pulpe de courge

Mixez de la pulpe de courge (ou citrouille) crue et appliquez-la en cataplasme sur le front. Laissez agir un quart d'heure.

Feuilles de joubarbe

Prélevez quelques feuilles de joubarbe sur des pieds n'ayant pas encore donné de tige, broyez-les et appliquez-les à même le front, en cataplasme. Laissez agir au moins un quart d'heure.

La menthe

Faites ramollir quelques feuilles de menthe fraîche ou sèche dans un peu d'eau tiède et appliquez-les directement sur le front et les tempes. Laissez agir un quart d'heure.

Le lierre grimpant

Passez quelques feuilles du beau lierre grimpant sur le mur de votre maison dans votre mixeur, assez pour recueillir quelques centilitres de jus puis appliquez-en sur le front et les tempes, en légers massages circulaires.

Les graines de fenouil

Si vous souffrez de maux de tête, vous pourriez essayer ce truc… consistant à les prévenir. Préparez une décoction de semences de fenouil : faites bouillir 2 cuillerées à soupe de graines dans 15 cl d'eau pendant cinq minutes puis filtrez. Trempez un coton dans cette décoction et frottez-en votre front et vos tempes, tout simplement. Recommencez 2 ou 3 fois par jour.

Les cataplasmes d'amandes amères

« Pour nous débarrasser des migraines et des maux de tête, notre grand-tante posait sur nos fronts des cataplasmes d'amandes amères écrasées. »

Bernard G., Bollène

De la cerise contre la migraine

« J'ai toujours été une grande migraineuse. Mais l'été, j'ai un truc extra pour dissiper le mal. J'écrase des cerises bien mûres et je les étale sur mon front. Je laisse agir vingt minutes, comme un masque, avant d'enlever. En général, c'est très efficace. Malheureusement, on ne peut le faire qu'à la saison des cerises. »

Madeleine U., Thionville

Le cataplasme d'oignon

Hachez de l'oignon cru et appliquez-le sur votre front.

Assaisonnez-vous de citron

Appliquez des compresses de jus de citron sur le front et les tempes, ou directement des rondelles de citron.

Le chou

En cas de migraines ou de maux de tête liés à une faiblesse hépatique ou à une mauvaise digestion, appliquez en cataplasme des feuilles de chou écrasées au rouleau à pâtisserie.

Mangez de la partenelle

Les Anciens portaient grand intérêt à la partenelle. En 1722, John Hill la vantait d'ailleurs en ces termes dans l'*Herbier de famille* : « Dans les pires migraines, cette plante dépasse en efficacité tout ce qui est connu. » Mais, comme beaucoup d'autres plantes, on l'oublia par la suite… jusqu'en 1978 ! Date à laquelle un mineur gallois bien intentionné envoya à Mme Ann Jenkins de Cardiff un pied de partenelle en lui recommandant de le planter et d'en manger chaque jour quelques feuilles. Cette femme, qui souffrait de douloureuses migraines depuis des années, en fut enfin débarrassée ! Et la presse britannique s'en fit l'écho. Depuis, la plante est couramment utilisée outre-Manche en cas de migraines, et avec succès ! Plantez-en un pied dans votre jardin – attention, ce n'est pas de la camomille, mais bien de la partenelle *Chrysantemium parthenium,* qu'il vous faut – et mangez-en une feuille chaque matin.

Café au citron

« Je travaille beaucoup, dans un bureau, avec des collègues parfois antipathiques et des dossiers souvent insurmontables. Quand vient, fatalement, le mal de tête, je bois une tasse de café noir bien fort dans lequel j'écrase une rondelle de citron. C'est radical. »

Jean-Michel B., Fontainebleau

En accélérant le rythme cardiaque et en élevant la tension artérielle, la caféine du café soulage de manière quasi miraculeuse le mal de tête quand on souffre d'hypotension. Quant au citron, il draine le foie et donne un coup de fouet. Mais évitez d'abuser de ce cocktail : il risque de fatiguer votre foie et de vous empêcher de dormir…

Infusion de coucou

Le coucou, c'est la primevère sauvage, une plante aux fleurs jaunes groupées en ombelles poussant le long des fossés. Mettez une cuillerée à soupe de fleurs dans une tasse d'eau bouillante, laissez infuser dix minutes et filtrez. Prenez-en 3 tasses par jour, dont une avant le coucher.

Le cataplasme de violettes

Écraser une poignée de feuilles de violettes au pilon puis les appliquer sur le front et les tempes.

Molluscum

Teinture-mère de thuya

« Les enfants ont parfois sur le corps de petites "verrues" appelées *Molluscum contagiosum*. Ces sortes de boutons ne sont pas du tout inquiétants et finiront par partir en appliquant dessus de la teinture-mère de thuya, à l'aide d'un Coton-tige. Ce produit, vendu en pharmacie, peut aussi être efficace en cas de vraies verrues. »

Carine L., Donnemarie

Morton (maladie de)

Argile

« Sans connaître le nom de la maladie de Morton, j'ai souffert atrocement de ces douleurs jusqu'au jour où j'ai appliqué des cataplasmes d'argile. J'emmaillotais mon pied toute la nuit, le résultat s'est fait sentir après quinze jours. C'est un traitement au long cours : un mois et demi ou deux mois puis, par la suite, il faut remettre une compresse pendant au moins dix jours dès la première douleur. Dès que le coussinet durcit, ne pas attendre pour appliquer une compresse. Voilà quinze ans que j'applique cette méthode, à raison d'une fois par an. Je n'ai pas eu à subir d'intervention chirurgicale. C'est un remède formidable ! J'ai 70 ans, et je marche sans douleur. »

Une lectrice de Rennes

Mycoses

Levure et germe de blé

« Dans mon cas, mycoses et aphtes sont dus à un manque de vitamine B6. Je complète donc mon alimentation avec de la levure ou du germe de blé. Ils peuvent aussi être mis entre les doigts de pieds. »

Françoise A., Paris

Vinaigre de cidre et huile essentielle de lavande

« Pour les mycoses, on peut tamponner la zone avec une compresse imbibée de vinaigre de cidre ou d'huile essentielle de lavande, en alternance si l'on veut. »

Une lectrice anonyme

L'huile essentielle d'arbre à thé me semble elle aussi tout indiquée.

Bicarbonate contre Candida

« Il m'est arrivé d'avoir du *Candida albicans* dans la bouche. Le pharmacien m'avait indiqué de prendre une brosse à dents neuve, de la tremper dans de l'eau tiède, et de tirer la langue en la maintenant car elle se rétracte, puis de la brosser en trempant auparavant la brosse à dents dans le bicarbonate de soude. Ça décolle les champignons et désinfecte toute la bouche. On se rince ensuite avec un verre d'eau et du bicarbonate. C'est excellent aussi pour les brûlures d'estomac. »

Jacqueline V., L'Aigle

Huile essentielle de lavande

« J'avais des mycoses entre les orteils. Une goutte d'huile essentielle de lavande entre chaque orteil… Le lendemain, mon épouse n'en revenait pas de l'efficacité : les mycoses avaient pratiquement disparu. En moins d'une semaine, je n'avais plus rien et elles ne sont pas revenues. Un traitement pas cher… et parfumé. »

Maurice B., Letra

Huile essentielle de lavandin

« L'ongle de mon gros orteil s'était à moitié décollé (après un coup) et rempli peu à peu de calcaire : des mycoses selon le docteur qui m'a donné un traitement pour neuf mois avec bains et coups de limes pour éliminer l'ongle. J'ai suivi ce traitement pendant huit jours puis l'ai abandonné. À la Trappe Sainte-Marie-du-Désert (31, Bellegarde), près de Toulouse, un Père m'a vendu un petit flacon d'essence de lavandin. Chaque soir, avec l'index, j'humectais l'ongle. Peu à peu, l'ongle s'est recollé et, au fur et à mesure, la mycose est partie. Il a fallu neuf mois… »

François L., Montesquiou

L'huile essentielle de lavandin, un hybride de variétés de lavandes, est conseillée pour soigner les plaies de toute nature, des ulcères de jambes aux piqûres d'insectes en passant par les mycoses. On trouve de l'huile essentielle bio de lavandin abrial en pharmacies, parapharmacies et dans les magasins de diététique.

Thé vert

« Je pratique la musculation et fréquente régulièrement une salle de sport. Et comme la plupart de mes amis sportifs, j'ai tendance à développer des mycoses entre les orteils… Ma mère m'a conseillé des bains de pieds dans une infusion concentrée de thé vert et de glisser quelques feuilles de thé pilées dans mes chaussettes. Je fais cela depuis plusieurs mois et mes mycoses me laissent tranquille. Je ne pense pas qu'il s'agisse d'une coïncidence ! Alors, merci Maman ! »

Loïc V., Brest

Suif de mouton

« Pendant vingt-cinq ans, j'ai soigné des mycoses avec plus ou moins de succès, mais elles perduraient. En faisant usage de suif de mouton, guérison ! Demandez à votre boucher du suif de mouton. Il vous donnera gratis des restes de viande de mouton… Il s'agit ensuite de récupérer le suif par la cuisson de cette viande : la mettre à bouillir longtemps pour que la graisse soit très bien fondue. Retirer la viande cuite. Laisser refroidir le bouillon jusqu'à ce que le suif soit bien remonté à la surface. Recueillir le suif dans un pot en verre. S'en servir comme d'une pommade, pas besoin de pansements. À utiliser jour ou nuit, comme ça arrange. Je ne suis pas un spécialiste, et tous les cas ne doivent pas être semblables. En ce qui me concerne, j'ai été guéri en quatre ou cinq jours ! »

Louis F., Chemillé

Pipi

« Ne riez pas, ça marche ! J'ai moi-même eu une mycose à l'ongle du gros orteil et le médecin m'avait dit que rien n'y ferait.... Eh bien si ! Tous les matins, sous la douche, commencez par patauger et frottez vos pieds et vos doigts de pieds dans votre pipi. Au bout de six mois environ : miracle ! Après avoir bien ôté tout l'ongle abîmé qui se désagrégeait, un tout neuf a gentiment repoussé comme avant... »

Marie-Françoise Le G., Bouguenais

La sarriette entre les orteils

Pour faire disparaître les mycoses entre les orteils, badigeonnez avec de la teinture-mère de sarriette.

L'alcool iodé

« Sportif, je suis souvent victime du pied d'athlète : une mycose s'installe entre les orteils. Pour m'en débarrasser au plus vite, je me badigeonne les pieds matin et soir, après les avoir lavés et bien séchés, avec de l'alcool iodé. »

Kévin G., Landerneau

Nausées

Tisane épicée

« Pendant trente-cinq ans, tous les matins, mon mari a souffert de nausées et de migraines. Nous avons consulté de nombreux docteurs et autres, sans résultat. Il y a quelques mois, j'ai lu un article sur une tisane en cas de nausées. J'en ai préparé, et depuis mon mari n'a pour ainsi dire plus de nausées. La recette est la suivante : pour un litre d'eau, il faut 2 bâtons de cannelle, 2 anis étoilés, un peu de gingembre et une pointe de poivre de Cayenne. Faire bouillir le tout vingt minutes et en boire 2 à 3 tasses par jour. »

Gisèle E., Calvados

Camomille

« Si votre foie est patraque et que vous souffrez de nausée, prenez, pendant huit jours, tous les matins à jeun, une infusion de fleurs de camomille séchées. Mettez une dizaine de fleurs dans une grande tasse, versez dessus de l'eau bouillante. Laissez infuser de cinq à dix minutes. »

Bernadette M., Saint-Pierre-de-Bressieux

Enceinte ? Faites-vous servir au lit

Si vous souffrez de nausées en début de grossesse, demandez au futur papa de vous servir le petit déjeuner au lit : cela suffit bien souvent à éliminer le problème.

NÉVRALGIES

Millepertuis et névralgie du trijumeau

« De nombreux lecteurs se plaignent de névralgies du trijumeau. On peut les combattre en buvant 2 à 3 tasses de tisane de millepertuis par jour et en frottant les parties douloureuses avec de l'huile de millepertuis pendant quelques minutes. Cette recette est tirée des écrits de Maria Treben. »

Mme A., Pau

Cuivre contre la névralgie faciale

« En cas de névralgie faciale, toucher du cuivre, le frotter, éventuellement manger plus d'aliments apportant du cuivre : par exemple, le foie, les coquillages et crustacés, les escargots, les légumes verts et l'avoine. Méditer aussi la couleur verte. »

Hansen P., Dordogne

Ongles (problèmes d')

Ongle incarné : poupée à l'huile d'olive

« J'ai évité l'opération d'un ongle incarné en appliquant cette "recette" chaque soir pendant un mois : prendre un bain de pieds chaud, imbiber un coton d'huile d'olive et faire une poupée à l'ongle. Enfiler une chaussette et placer un plastique autour du pied. »

Mme M., Béziers

En ramollissant la peau autour de l'ongle incarné, ce remède permet de le « libérer ». En cas d'inflammation importante, quelques gouttes d'huile essentielle de géranium rosat ou d'arbre à thé (*Melaleuca alternifolia*), mélangées à de l'huile d'olive, devraient encore améliorer la formule !

Huile d'olive pour leur beauté

Pour éviter que vos ongles soient striés et se dédoublent, offrez-leur chaque jour un bain d'huile d'olive tiède pendant cinq à dix minutes, puis frottez-les avec du jus de citron.

Teinture-mère de Calendula

« Si vous avez un ongle incarné, appliquez au moins 2 fois par jour de la teinture-mère de calendula, jusqu'à ce que le bout d'ongle ressorte. »

Jacqueline L., Saint-Cloud

Ongles incarnés : limez-les !

« Je vous donne une solution très efficace pour lutter contre les ongles incarnés. Il faut bien limer l'ongle sur toute sa surface, de façon à ce qu'en poussant, il modifie sa courbure ; les coins se relèvent et l'ongle ne rentre plus dans les chairs. Il n'est plus légèrement "bombé" mais aplati, incurvé. Ce n'est pas très joli, mais si efficace ! »

Micheline A., Charente

Des trous en cas d'hématome

« Pour soulager et résorber un hématome douloureux sous un ongle, chauffer l'extrémité d'un trombone au rouge. Faire deux trous sur l'ongle (deux à cause de la prise d'air). Le sang accumulé part en jet. Mais gare à l'infection ! Désinfection et hygiène rigoureuse jusqu'à guérison totale ! »

Mme M.A., Lyon

À défaut de gagner le gros lot…

« De temps en temps, j'achète des jeux à gratter, et je gratte toujours avec l'ongle du pouce droit. Contrairement aux autres ongles qui sont fragiles, courts, etc., celui-là est superbe, long et même trop dur ! Alors, j'en déduis que si ces jeux ne rapportent rien, ils présentent au moins l'avantage de faire de beaux ongles. Je vais gratter en alternance avec les autres doigts, on verra… »

Une lectrice un peu dépensière

Purée pour ongles cassants

Versez de l'huile d'olive et le jus d'un citron dans une purée de pommes de terre puis malaxez-la pendant dix minutes avec les mains. Rincez avec de l'eau citronnée. Massés avec cette purée, vos ongles deviennent plus solides et plus brillants.

Du citron en renfort

Tous les jours, enfoncez vos ongles dans un demi-citron. En quelques minutes, ils sont plus beaux, bien propres et, au fil du temps, ils deviennent de plus en plus solides.

Du zinc contre les taches blanches

Contrairement à l'idée commune qui voudrait que les taches blanches sur les ongles soient le signe d'un manque de calcium, le problème semble surtout lié à une déficience en zinc et en vitamine A. Consommez donc davantage de céréales complètes, d'épinards, de fruits de mer et de graines de tournesol : ils vous apporteront ces fameux nutriments.

Oreilles (douleurs d')

L'huile de lierre terrestre

Écrasez 4 ou 5 poignées de feuilles de lierre terrestre et placez-les dans un bocal. Couvrez avec un demi-litre d'huile d'olive. Fermez le bocal et laissez macérer un mois au soleil, en agitant de temps en temps.

Filtrez et conservez à l'ombre. En cas de douleurs, instillez-en quelques gouttes dans l'oreille.

Le jus de persil ou de basilic

Écrasez une poignée de feuilles de persil et recueillez le jus sur un coton à glisser dans le conduit auditif. Vous pouvez faire de même avec le basilic.

L'huile essentielle de cajeput

« Quand j'ai mal aux oreilles, souvent après un courant d'air, je mets quelques gouttes d'huile essentielle de cajeput sur un coton que je glisse dans le conduit auditif. »

Jean-Baptiste K., Faverges

Attention avec l'huile essentielle : elle peut être agressive pour certaines peaux délicates. Mieux vaut la diluer de moitié au moins avec de l'huile d'olive tiédie, ou encore de l'huile d'amande douce.

L'ail

Écrasez une gousse d'ail et placez la « purée » obtenue dans une gaze puis glissez celle-ci dans le conduit auditif. La gaze doit être suffisamment longue pour être retirée sans difficulté.

La feuille de noyer

L'orgelet est un petit furoncle qui se loge sur le bord de la paupière… La feuille de noyer est son ennemi, comme celui des conjonctivites et autres inflammations oculaires. Faites macérer 2 cuillerées à café de feuilles sèches dans 10 cl d'eau froide pendant deux heures. Chauffez à feu doux et laissez bouillir deux minutes puis retirez du feu. Attendez un quart d'heure avant de filtrer. Appliquez tiède en compresse et laissez agir dix minutes. Ces compresses peuvent aussi se révéler utiles sur les ulcères variqueux.

De l'ail

« Il suffit d'éplucher une gousse d'ail, d'en couper l'extrémité et de passer délicatement la partie fraîche (et juteuse !) sur l'orgelet naissant. Répéter l'opération si nécessaire, mais l'effet est très rapide. Le remède est efficace, et le résultat surprenant ! J'étais sujette à ce petit tracas et ma grand-mère me soignait de cette façon. »

Maguy M., Puy-de-Dôme

L'anneau d'or

« Ma mère nous a toujours conseillé, à mon frère et à moi, de passer un anneau d'or – une alliance ou toute autre bague – plusieurs fois sur l'orgelet pour le faire disparaître. »

François T., Paris

OSTÉOPOROSE

Œuf reminéralisant ou "calcaire de poule"

« Au mois de février, je me suis cassé la cheville chez ma fille. Quand je suis rentrée chez moi, mon prof de qi gong, que je prévenais de mon absence, m'a conseillé de faire une cure de calcium de la manière suivante : le soir, faire tremper un œuf (lavé mais pas brossé) dans le jus d'un citron (le tout bio si possible) et boire ce jus le lendemain matin. Je l'ai fait pendant environ un mois. Je pense que ça m'a permis de me consolider plus vite, car je ne suis restée plâtrée que vingt-sept jours et j'ai pu rapidement marcher et faire des séances de kiné (une dizaine). La recette est bonne à boire. Le citron n'est plus acide ; après avoir trempé toute la nuit, l'œuf est très fragile car il n'a presque plus de coquille et on l'utilise ensuite en cuisine. »

Mme S., Saint-Paul-les-Trois-Châteaux
Truc confirmé par Mme B., île de Groix

Généralement, on conseille de prendre ce « calcaire de poule » 2 fois par semaine. Des lectrices m'ont confirmé avoir étonné leur médecin avec des os qui se renforçaient grâce à ce seul « remède ».

De l'ortie pour les os

Dans un litre d'eau qui vient de bouillir, versez 60 g de feuilles. Laissez infuser dix à quinze minutes. Filtrez. Réchauffez sans bouillir avant de servir. Sucrez avec du miel. Buvez régulièrement de cette tisane reminéralisante.

Mon aubépine à moi

« J'ai longtemps souffert de tachycardie. Je palpitais à la moindre contrariété, parfois même sans raison… jusqu'au jour où j'ai découvert la tisane d'aubépine. Depuis, j'ai planté de l'aubépine dans mon jardin. J'interdis à mon mari d'y mettre quoi que ce soit comme traitement. C'est mon aubépine à moi. Grâce à elle, mon cœur bat comme un métronome. »

Sylvette R., Thouarcé

Couramment utilisée pour lutter contre les problèmes circulatoires et cardiaques, l'aubépine est surtout connue pour son efficacité en cas de palpitations. Très utilisée en cardiologie (contre l'angine de poitrine et les insuffisances cardiaques), l'aubépine traite à la fois l'hypertension et l'hypotension artérielle. En fait, elle rééquilibre la tension. Elle est très efficace, mais demande du temps. Dans la plupart des cas, il ne faut pas attendre de résultats avant plusieurs mois. Pour lutter contre l'hypertension, on utilise ses fleurs et ses feuilles en infusion. Il faut compter une cuillerée à café de plante par tasse, infusée dix minutes. En général, on recommande d'en boire 2 à 3 tasses par jour. Pour les réfractaires à la tisane, l'aubépine existe aussi en gélules, en comprimés ou sous forme d'extrait liquide.

Peau irritée

Pommade au calendula

« Pour préparer vous-même votre pommade adoucissante au calendula, faites bouillir pendant trois quarts d'heure une bonne poignée de fleurs de souci dans un demi-litre d'eau. Filtrez, ajoutez le même poids de beurre de karité, puis mettez au bain-marie jusqu'à évaporation de toute l'eau. »

Une lectrice anonyme

Cataplasmes d'argile

« J'ai parfois des irritations sous les seins. Je me fais des cataplasmes d'argile verte, et après je masse avec une goutte d'huile essentielle de camomille ou de lavande. »

Irène E., Breuillet

Huile d'olive et gros sel

« Je n'aime pas que ma peau soit rugueuse au toucher, et cela peut se produire aux genoux, aux coudes et aux fesses. Pour y remédier, je mélange 3 cuillerées à soupe d'huile d'olive avec une poignée de gros sel. Je pose ce mélange sur ma peau et je frotte vigoureusement. Ensuite, je prends un bain ou une douche. »

Vanessa C., Béthencourt

Ce traitement est à réserver aux zones résistantes qu'il faut ensuite crémer ou huiler pour les adoucir.

Pieds fatigués

Bain de billes pour pieds fatigués

« Un ami marcheur m'a donné sa recette pour ne jamais avoir mal aux pieds. Avant de partir en randonnée ou au retour, il prend un bain de pieds dans une bassine avec suffisamment de billes en verre (empruntées à son petit-fils) pour les faire rouler sous la plante des pieds. J'ai amélioré son truc en ajoutant une décoction de sauge à l'eau du bain. C'est très agréable… et je n'ai pas besoin de faire de la marche à pied pour m'offrir ce petit plaisir. »

Robert B., Paris

Piqûres d'insectes

Les 3 feuilles

« En cas de piqûres d'insecte, prenez 3 feuilles d'herbes différentes dont obligatoirement une de plantain. Écrasez-les entre les doigts et frottez la piqûre avec ces 3 feuilles pour être immédiatement soulagé. »

Louise B., Meaux

Vinaigre des quatre voleurs contre tiques et puces

« Pour l'élimination radicale des parasites (puces et tiques) de notre petite chienne, nous n'avons rien trouvé de mieux que le vinaigre des quatre voleurs. Aucune odeur polluante, juste quelques éternuements de frimas, mais elle est ravie de ne plus se gratter. Nous lui pulvérisons ce vinaigre partout, sauf sur la tête à cause des yeux. L'efficacité est d'autant plus grande quand on l'a tondue. Elle se laisse faire. »

Michèle A., Saint-Flour

Le « vinaigre des quatre voleurs », dont la formule date du XVIIe siècle, sert aussi aux humains, en friction des cheveux, pour prévenir les poux. En voici la formule. Pendant dix jours, faites macérer dans un litre et demi de vinaigre blanc les plantes suivantes : 20 g d'absinthe, 20 g de feuilles de romarin, 20 g de feuilles de sauge, 20 g de feuilles de menthe, 20 g de feuilles de lavande, 3 g de racines de calamus, 3 g d'écorce de cannelle, 3 g de clous de girofle, 3 g de noix de muscade et 3 g d'ail. Filtrez puis ajoutez 5 g de camphre chinois. Évidemment, c'est un peu compliqué, mais on trouve aussi du vinaigre des quatre voleurs prêt à l'emploi dans les magasins de produits naturels.

Lavande fine…

« Pour soulager de façon infaillible la piqûre d'insectes volants (moustique, guêpe, abeille, taon, frelon), verser quelques gouttes d'huile essentielle de lavande fine (*Lavandula angustifolia* : pure, elle est non irritante) et masser quelques secondes, sans se soucier de retirer le dard. Ce serait une perte de temps inutile, et la brûlure et l'enflure disparaissent d'autant plus vite que les soins sont rapides. »

Pierre D., Saint-Jean-Pla-de-Cors

… ou lavande aspic

« Sur les piqûres de guêpe ou d'abeille, mettez une goutte d'huile essentielle de lavande (aspic de préférence, mais la "fine" ou "officinale" marche aussi) toutes les cinq minutes, 3 fois de suite, puis une heure après. La douleur s'estompe très vite. Cette huile soigne aussi les brûlures légères. »

Marie-Noëlle, Nexon

Chasse-mouches et moustiques

Pour chasser les mouches, prenez des petites branches de feuilles de noyer et posez-les sur vos armoires ou pendez-les là où les mouches vous dérangent. C'est valable aussi pour les moustiques. Placez aussi des feuilles dans la niche de votre chien pour en chasser les puces.

Le vinaigre

Tamponnez la piqûre avec une compresse d'eau vinaigrée ou du vinaigre. La douleur s'atténuera.

Le poireau

« Ceux qui se sont déjà fait "manger" par les aoûtats ou qui enflent très vite dès qu'une abeille ou une guêpe les pique devraient toujours avoir sur eux un poireau ! Pour calmer immédiatement les démangeaisons, il n'y a rien de tel. Il suffit de couper la tête du poireau en deux et de frotter la piqûre énergiquement. »

Pierre T., Souillac

L'acide du poireau décompose le venin des vilaines petites bêtes.

L'eau salée

Préparez un demi-verre d'eau très salée, saturée en sel de mer, et appliquez en compresse sur la piqûre.

Huile et blanc d'œuf

Battez un blanc d'œuf avec 2 cuillerées à soupe d'huile d'olive puis massez la piqûre avec la préparation obtenue.

Ail, oignon, citron

« Dans ma cuisine, j'ai toujours tout ce qu'il faut, l'été, quand on se fait piquer par des moustiques ou des taons : il suffit de frotter la piqûre avec une gousse d'ail coupée en deux ou bien avec une rondelle d'oignon, ou encore avec une tranche de citron. »

Amélie Z., Geaune

Cerfeuil ou feuille de chou

Frottez la piqûre avec une feuille de chou. Vous pouvez aussi la frotter avec des feuilles fraîches de cerfeuil.

Cassis ou persil

Encore des végétaux apaisants : froissez des feuilles de cassis ou de persil sur la piqûre.

Mauve

En cas de piqûre de guêpe ou d'abeille, le cataplasme de feuilles de mauve est très efficace : pilez les feuilles dans de l'huile d'olive puis appliquez. Laissez agir une demi-heure.

Tégarome

« Quand on se fait piquer par un insecte, il suffit d'appliquer du Tégarome. La douleur passe très vite. »

Jean G., Nantes

Généralement, on conseille d'appliquer le produit pur, puis de faire une compresse en le diluant de moitié si l'endroit de la piqûre reste sensible ou enflé.

Piqûres d'orties

Le plantain

« Ma tante m'avait appris à reconnaître une plante allongée et courte sur tige poussant auprès des orties : le plantain. Ainsi, dès que je me piquais avec les orties, je cueillais aussitôt une feuille de plantain. Et ça marche ! »

Mariette C., Saint-Germain-en-Laye

Vous l'aurez compris : il faut frotter la feuille de plantain sur la piqûre pour apaiser la douleur.

L'homéopathie

« En cas de piqûres d'orties : 3 granules *Urtica urens* en 5 CH. Cela fait merveille ! Même en prévention. »

M. C., Loiret

De la terre

« Quand je me pique avec des orties, ou que l'un de mes enfants se pique, je frotte immédiatement avec une petite poignée de terre. C'est un truc de ma grand-mère, et ça calme rapidement la douleur. »

Marilyne C., Donnemarie-Dontilly

Polyarthrite rhumatoïde

Tecoma adenophilla

« Pour ma polyarthrite, j'essaie tout ! Cet automne, j'ai fait une cure de *Tecoma adenophilla* : miracle ! J'ai repris mon crochet et en avant les "brise-bise", j'en suis à ma troisième paire. Je me suis renseignée chez Guayapi Tropical à Paris : il faut en faire une cure de six mois puis prendre du pfaffia pour les os. Ces produits sont en vente dans certains magasins bio.

Il y a quelques années, quand j'avais de fortes crises de polyarthrite, j'ai fait des emplâtres d'argile pendant tout un hiver. Ce fut une réussite, même si ce n'est pas en quelques jours que l'on ressent du bien-être. Il faut avoir de la volonté. »

Mme P., Faverges

Kousmine et plantes

« Depuis quarante ans, je vis en compagnie d'une polyarthrite qui m'a bien fait souffrir. Je lui ai fait la nique avec la méthode Kousmine, et je suis complètement zen avec le millepertuis. L'ortie répare les dégâts occasionnés par les anti-inflammatoires et je puis dire merci à Dame nature qui nous donne tout pour nous soigner. »

Une lectrice heureuse

Pour lutter contre la polyarthrite, le régime du Dr Seignalet (présenté dans son ouvrage *L'Alimentation ou la Troisième Médecine*) donne également des résultats souvent inespérés.

Polypose nasale

L'alimentation bénéfique

« Depuis vingt-cinq ans, j'avais souvent des polypes dans la narine gauche et plus rarement il s'en ajoutait un dans la droite. Ayant été informé que les polypes "repoussent" après opération chirurgicale, j'ai cherché dans d'autres directions… Et j'ai trouvé la cause qu'il m'a suffi d'éliminer. Jusque-là, pendant des années, je mangeais des pâtes à foison, c'est si vite cuit ! Et si, au dessert, je dégustais encore une banane, le polype enflait alors à une allure très rapide. C'était catastrophique, car long et très douloureux. Pendant deux à trois semaines, j'ai supprimé tout féculent, sauf quelques tranches de pain complet et, lentement, le polype s'est résorbé. Et là j'ai découvert que le pamplemousse jaune mangé sans sucre et à la cuillère accélérait le processus de guérison. En supprimant de mon alimentation les trois quarts des féculents, les polypes se résorbent ; si je fais un "écart de féculents", je mange un pamplemousse jaune à midi, un autre vers 16 ou 17 heures, pareil le lendemain s'il reste encore un peu de polype et le tour est joué. Plus aucun polype ne me gêne aujourd'hui. Attention : les pomelos roses ont certes un effet semblable, mais il faut alors trois fois plus de temps, donc consommez de préférence le vrai pamplemousse jaune. J'ai en même temps perdu mon embonpoint. »

L.P.A., Hautes-Alpes

Attention, si vous êtes sous traitement médical : le pamplemousse peut minimiser ou renforcer les effets de certains médicaments.

Poux

Huile essentielle de lavande

« Pour éliminer les poux, bien masser tout le cuir chevelu avec une compresse imbibée d'essence de lavande. Se couvrir la tête d'un bonnet pour la nuit. Les poux fuient l'odeur de lavande et sont faciles à attraper. Ensuite passer du temps à écraser poux et lentes qui meurent. Renouveler éventuellement l'opération 1 ou 2 fois. C'est très efficace : je l'ai expérimenté sur la tête de mes trois filles. »

Françoise B., Cahors

Attention de bien prendre de l'huile essentielle de lavande fine (*Lavandula angustifolia*) pour ne pas irriter le cuir chevelu. Un autre « truc » très efficace : il faut enduire le cuir chevelu et les racines (là où se cachent poux et lentes) d'huile d'olive puis laisser agir de même, toute la nuit, sous un bonnet. Le lendemain, passer la tête au peigne fin ! Vous pouvez ajouter quelques gouttes d'huile essentielle de lavande ou d'arbre à thé pour une plus grande efficacité. « Noyé » dans l'huile, le pou est étouffé. Il faut tout de même passer du temps à retirer les lentes et recommencer l'opération au moindre doute.

Le vinaigre de lavande

Faites macérer pendant dix jours 100 g de fleurs fraîches de lavande dans un litre de vinaigre de vin blanc (bio de préférence !). Filtrez et conservez dans un flacon bouché. Utilisez ce vinaigre en friction du cuir chevelu pour éloigner les poux.

Prostate (problème de)

Cure de blé

« Grâce à Jean Palaiseul, auteur d'ouvrages sur la phytothérapie, j'ai découvert une recette qui fait merveille sur ma prostate. Depuis quelques années déjà, j'avais des soucis de ce côté, me relevant plusieurs fois la nuit et ne me déplaçant plus sans m'être renseigné auparavant sur les toilettes les plus proches… Depuis que je fais mes cures de décoction de blé, deux fois dans l'année, je suis bien plus tranquille. Voici la recette : vous achetez du blé en grains bio (en vente dans les magasins de produits naturels) et vous en mettez 250 g dans une casserole émaillée, avec un litre d'eau froide. Couvrez et faites chauffer. Laissez bouillir à feu doux pendant vingt minutes. Versez ensuite dans une soupière en faïence avec couvercle et laissez macérer une journée avant de filtrer. Buvez un petit verre de cette décoction chaque matin à jeun pendant trois semaines. En cas de "crise", vous pouvez doubler la dose. »

Henri J., Clermont-Ferrand

Huile de noix

« J'ai expérimenté l'huile de noix pour ne plus me lever la nuit. Et ma surprise a été grande de constater que cette huile soignait à merveille mon problème de prostate. Notamment, le fait que je ne pouvais plus me laver les mains sans déclencher une très forte envie d'uriner. Je prends une cuillerée d'huile de noix sur un morceau de pain 2 à 3 fois dans la journée. Et je dors comme un loir sans me réveiller pour uriner. »

M. P., Thorigné-Fouillard

Avec la courge, moins de pépins

Les graines de courges enivrent les canards qui en raffolent. Elles ont surtout une propriété bien plus intéressante : c'est l'un des meilleurs remèdes contre les inflammations de la prostate et les difficultés de miction chez les hommes de plus de 50 ans. C'est surtout en Allemagne que l'huile de pépins de courge est utilisée de façon presque systématique dans le traitement de l'hypertrophie bénigne de la prostate. Les pépins de courge contiennent des stérols qui diminuent l'inflammation de la prostate et freinent l'expansion de ses tissus. On peut piler les graines et les avaler en les mangeant avec du miel. On trouve aussi l'huile de pépins de courge sous forme de capsules à avaler, en petit flacon ou mélangée avec d'autres actifs naturels, utiles pour soigner la prostate.

La prêle anti-infectieuse

Grâce à son effet astringent sur le système génito-urinaire, la prêle des champs (à ne pas confondre avec la prêle des marais qui est toxique) se révèle efficace pour lutter contre les infections telles les cystites et les prostatites. On la trouve sous forme de gélules ou de tisanes.

De la tisane de feuilles de poirier

Versez un litre d'eau bouillante sur 80 g de petites feuilles de poirier. Laissez infuser pendant une demi-heure avant de filtrer. Buvez votre litre de tisane dans la journée.

La grande ortie, très grande amie

« Vers mes 60 ans, ma prostate a commencé à me jouer des tours. Au début, je devais me lever deux fois par nuit pour vider ma vessie, puis trois, puis quatre, jusqu'à dix fois par nuit. Mes ennuis ont nettement diminué depuis que je prends régulièrement de la décoction d'ortie. Je dois dire aussi que cette plante semble avoir des effets aphrodisiaques… ce qui ne gâte rien. »

Marcel H., Paris

Cette plante piquante – souvent arrachée sans ménagement – est pourtant une alliée méritante de notre santé. Non seulement ses feuilles sont recommandées pour leurs effets toniques et dépuratifs, mais sa racine, fortement diurétique, est précieuse en cas d'hypertrophie de la prostate. Des tests effectués dans plusieurs pays (Allemagne, Japon, États-Unis) ont montré son efficacité dans ce domaine. On peut l'employer sous forme de décoction, à raison d'une tasse par jour, en faisant bouillir la valeur d'une cuillerée à café de racine séchée pour une tasse d'eau pendant dix minutes, puis en laissant infuser dix minutes encore avant de filtrer et de boire.

La barbe de maïs

Considérée comme l'un des meilleurs diurétiques naturels, la barbe de maïs peut multiplier jusqu'à quatre fois le volume des urines en 24 heures. Évidemment, cela peut effrayer les hommes qui, déjà, n'en finissent pas de vider leur vessie… Mais il faut savoir que la barbe de maïs accélère aussi l'élimination naturelle et draine la vessie. Cette « barbe », l'espèce de plumet situé au sommet de l'épi, se récolte quand les grains de maïs sont mûrs puis on la laisse sécher. Ensuite, préparer une décoction en faisant bouillir 3 à 4 cuillerées à soupe par litre d'eau pendant cinq minutes, puis laisser infuser dix minutes. Il est recommandé d'en boire un litre par jour, entre les repas. Cette tisane naturelle est également utile contre la cystite, la goutte, les rhumatismes, et elle se révèle légèrement hypotensive.

Le marron d'Inde

« Dans un article faisant état d'un certain nombre de végétaux pouvant être utiles en cas d'hypertrophie de la prostate, j'ai trouvé une recette de décoction de marron d'Inde qui donne sur moi de très bons résultats. Avec 2 tasses par jour, je divise par trois environ mes levers nocturnes. »

Georges U., Belfort

Bien connu pour lutter contre les troubles circulatoires, le marron d'Inde est également conseillé en cas d'hypertrophie de la prostate. On utilise l'écorce du fruit séché sous forme de décoction à raison de 30 g par litre d'eau : faire bouillir cinq minutes, puis infuser cinq minutes encore avant de filtrer. En général, on conseille 1 ou 2 tasses par jour. Si vous souffrez de varices ou d'hémorroïdes, ce remède vous rendra d'autant plus service.

Le vin d'oignon

Si votre hypertrophie prostatique crée une inflammation, prenez chaque jour 2 cuillerées à soupe de vin d'oignon, aussi digeste que dépuratif : hachez 300 g d'oignon et mettez-les dans une bouteille. Ajoutez 100 g de miel d'acacia ou de châtaigner et versez 60 cl de bon vin blanc avant de boucher. Laissez macérer 48 heures en agitant souvent puis filtrez.

De la pariétaire fraîche

Longtemps considérée comme une plante majeure pour les voies urinaires, la pariétaire a été injustement oubliée… peut-être parce qu'elle n'est réellement efficace que si on l'utilise fraîche. Mais cela ne devrait pas poser de problèmes, dans la mesure où elle pousse sans se faire prier dans les moindres recoins de vieux murs, à côté de sa copine l'ortie. Jetez une bonne poignée de feuilles dans un litre d'eau froide et faites chauffer à feu doux jusqu'à ébullition. Retirez du feu, puis laissez infuser dix minutes avant de filtrer. Buvez votre litre de tisane en deux jours : c'est aussi efficace sur la prostatite que sur la cystite et la rétention d'eau.

Prurit anal et suintement

Huile essentielle de lavande

« Un léger massage à l'huile essentielle pure de lavande… et irritation et suintement ont disparu. J'ai fait ensuite un traitement contre les vers. Depuis, je n'ai plus de problèmes. »

Mme L., Rennes

Pour une application pure, il faut toujours choisir la lavande fine ou lavande vraie (*Lavandula angustifolia*), qui n'irrite pas la peau.

Oxyplastine

« Lavez et séchez le rectum. Appliquez la crème Oxyplastine, puis talquez pour former un emplâtre. Portez des sous-vêtements en coton. Sensation de confort immédiat et guérison garantie. »

Mme P., Paris

Éosine

« Une ou deux fois par semaine après ma toilette, je mets de l'éosine. »

Une grand-mère

Plantes et Homéoplasmine

« J'ai souffert pendant de longues années d'un prurit anal et vulvaire, et les corticoïdes se sont révélés totalement inefficaces. Je m'en suis sortie avec le traitement suivant : toilette avec Saugella antiseptique (flacon vert) aux extraits de sauge et de thym (vendus en pharmacie), suivie d'une application d'Homéoplasmine. Le soulagement a été très rapide et la guérison est intervenue après deux mois environ. »

M. P., Seine-et-Marne

Psoriasis

Le curcuma

« Pour faire disparaître mes plaques de psoriasis, je prépare une pâte en mélangeant de la poudre de curcuma avec de l'eau et je l'applique sur les endroits où la peau est abîmée (coudes, front, genoux…). En général, les démangeaisons cessent immédiatement et les plaques finissent par s'en aller. »

Françoise G., Scaër

Utilisé en application externe, le curcuma, anti-inflammatoire, est actif contre le psoriasis et parvient aussi à éliminer les mycoses.

Règles douloureuses ou irrégulières

Bourse-à-pasteur

Pour atténuer les douleurs des règles, préparez la recette suivante : mettez 2 généreuses poignées de bourse-à-pasteur coupée en morceaux dans un litre de vin rouge. Attendez huit jours avant de filtrer. Un petit verre à chaque repas !

Massage décontractant

Mélangez 2 gouttes d'huile essentielle de sauge avec une cuillerée d'huile d'olive. Massez doucement le ventre et frictionnez énergiquement le bas du dos.

Quand elles ne viennent pas : le houblon

Si vous vous inquiétez de ne pas voir venir vos règles (et que vous avez consulté votre gynécologue afin qu'il vérifie qu'aucune maladie sous-jacente ni grossesse n'en est responsable), essayez-vous à la cueillette du houblon : toutes les femmes qui le font ont leurs règles deux jours après avoir commencé, car les cônes de houblon sont très riches en œstrogènes, hormones qui pénètrent à travers la peau lors de la cueillette. Vous pouvez aussi faire une petite cure de houblon sous forme de complément alimentaire.

La cure de persil

« Depuis l'adolescence, mes règles ont toujours été un moment horrible, avec des souffrances qui me courbaient en deux et m'obligeaient à rester trois ou quatre jours au lit. Aujourd'hui, j'ai trouvé la solution avec le persil. Trois jours environ avant mes règles, je commence une cure : 100 g par jour, jusqu'à l'apparition des règles désormais nettement moins douloureuses. »

Nathalie de C., Neuilly

Le persil contient un liquide huileux, l'apiol, qui agit effectivement comme emménagogue, c'est-à-dire qu'il régularise les règles et les rend moins douloureuses. C'est aussi en raison de ces principes actifs – agissant sur le système hormonal – que le persil « coupe le lait » des femmes allaitantes à qui il est donc contre-indiqué, sauf si ce ne sont que quelques brins en décoration sur les plats : tout est question de dosage !

L'huile d'onagre

L'huile d'onagre est une excellente solution naturelle pour atténuer ou éliminer les problèmes prémenstruels : nervosité, gonflements, irritabilité, déprime… Elle est en général conseillée à raison de 2 capsules pendant deux semaines chaque mois, à prendre le matin à partir du quatorzième jour du cycle – le premier jour du cycle étant le premier jour des règles.

Le séneçon antidouleur

Faites infuser pendant un quart d'heure 25 g de racine de séneçon dans un demi-litre d'eau bouillante. Filtrez. Buvez 2 à 3 tasses par jour, en commençant quelques jours avant la date présumée des règles. La racine de séneçon est réputée pour calmer les douleurs et les spasmes menstruels.

Plus de soucis !

« Depuis que j'ai découvert les vertus des fleurs de souci, mes soucis menstruels se sont envolés. Auparavant, j'étais déprimée une semaine par mois, maintenant, on salue ma bonne humeur, toujours égale ! Dix jours avant mes règles, je commence ma cure en prenant chaque jour 3 tasses d'infusion : pour une tasse, faites infuser une cuillerée à café de fleurs sèches (ou une cuillerée à soupe de fleurs fraîches) pendant dix minutes. »

Karen T., Montlignon

Non seulement les fleurs de souci permettent de régulariser l'humeur pendant et avant les règles, mais elles sont aussi une parade contre l'anémie (qui touche souvent les femmes).

Rhumatismes (voir aussi Arthrose)

Une plongée dans les orties

« J'ai eu, à un certain moment, des douleurs très fortes, difficilement supportables, au coude gauche. J'ai souffert ainsi pendant plusieurs mois. Je ne sais plus si j'ai consulté un médecin, en tout cas je n'ai pas pris de médicaments. Ma grand-mère, chez qui je passais mes vacances, m'a dit : "Frictionne-toi avec des orties." Elle avait toujours dans son jardin un coin réservé aux orties. J'ai hésité… mais après quelques jours de souffrance et de réflexion, je suis allée dans le “coin aux orties” et j'ai agité mon coude au beau milieu, n'osant pas les cueillir ! Évidemment, j'ai eu beaucoup de cloques et de brûlures, mais deux ou trois semaines après, j'ai réalisé que je n'avais plus mal et depuis tout va bien… Il y a plus de quarante ans de cela, je n'ai plus jamais ressenti la moindre douleur au coude – j'ai 86 ans. »

Louise B., Meaux

L'abbé Kneipp, réputé pour sa sagesse et son approche sensée des médecines naturelles, n'hésitait pas à conseiller cette solution étrange aux personnes souffrant de rhumatismes rebelles à tout traitement… Une solution longtemps réservée aux libertins fatigués qui réveillaient ainsi leurs ardeurs. Il s'agit, selon l'abbé Kneipp, de frapper ou frotter « chaque jour, pendant quelques minutes, avec des orties fraîches les parties souffrantes. La peur, inspirée par cette verge inusitée, fera bientôt place à la joie de sentir votre état s'améliorer ».

Curcuma

« On dit souvent d'attendre quinze jours avant d'observer les vertus anti-inflammatoires du curcuma quand on l'utilise dans ce but par voie interne. Pour moi, ce fut dès le lendemain ! Je ne pouvais pas serrer fortement quoi que ce soit, maintenant plus de problème. J'ai acheté le curcuma sur le marché. C'est miraculeux, d'autant que j'ai longtemps pris des anti-inflammatoires sans résultat. Dès que je sens une gêne, j'en mets quelques grammes sur du riz ou dans d'autres plats et, dès le lendemain, plus aucune douleur ! »

Jacques R., Montech

Les vertus anti-inflammatoires du curcuma ont été largement démontrées ces dernières années lors d'études cliniques. Mais ne rêvons pas : un cas comme celui de Jacques est assez exceptionnel. Généralement, on préconise en effet un traitement de quinze jours pour obtenir des résultats vraiment flagrants.

Soie en cas de cervicales douloureuses

« Pour les douleurs du cou, porter un petit châle en "pure soie" autour du cou. Seule la soie soulage à 70 % les douleurs cervicales. »

Denise F., Freyming Merlebach

Mélange aux huiles essentielles pour les genoux

« Ayant fait beaucoup de foot dans ma jeunesse, j'ai eu beaucoup de problèmes aux genoux et on a dû m'opérer des deux ménisques. Aujourd'hui, j'ai la quarantaine passée et mes genoux se rappellent à mon bon souvenir dès qu'il pleut. J'ai déjà des rhumatismes ! Je les soulage en me massant avec un mélange de 20 cl d'huile olive, 100 gouttes d'huile essentielle de genévrier, 50 gouttes d'huile essentielle de cyprès et 50 gouttes d'huile essentielle de lavandin. En général, ça me soulage pour plusieurs semaines. »

Un lecteur sportif

Huile aux bourgeons de peuplier

Si vos articulations sont rouillées, mais aussi en cas de gerçures ou de crevasses, vous pouvez vous préparer une huile aux bourgeons de peuplier très efficace. Concassez 50 g de bourgeons frais de peuplier et ajoutez-les à 25 cl d'huile d'olive. Mettez la préparation à chauffer au bain-marie. À partir du moment où l'eau bout, comptez deux heures. Retirez la casserole du feu et filtrez l'huile en pressant les bourgeons pour en exprimer un maximum de sucs.

Truc retrouvé dans un vieux manuel

Huile d'olive

« Pour les rhumatismes, massez-vous matin et soir tout le corps avec de l'huile d'olive extra-vierge première pression à froid ou bien mélangez-la à 50 % avec de l'eau-de-vie. Prenez aussi une cuillerée à soupe d'huile d'olive le matin à jeun en "mâchant" avant d'avaler. Il ne faut pas être trop pressé. Mais les résultats sont là. »

Un lecteur fidèle

Bière au radis noir

« Vers la fin de l'automne, j'ai toujours des crises de rhumatismes. Depuis deux ans, je souffre beaucoup moins grâce à une recette indiquée par un de mes amis. Dans un litre de bière – et ça ne manque pas dans ma région ! –, je coupe un quart de radis noir en petits cubes. Je laisse macérer environ quinze jours avant de filtrer avec une passoire. Et je bois tranquillement cette bière, en trois ou quatre jours. Non seulement ça soulage mes rhumatismes, mais j'ai aussi l'impression de mieux dormir. »

Jean F., Strasbourg

Le houblon étant un excellent somnifère naturel, il n'y a rien d'étonnant à ce que cette bière améliore le sommeil. Par ailleurs, le radis « nettoie » le foie et la vésicule.

Cure de pommes

« Ayant passé la soixantaine, je suis confrontée, comme de nombreuses personnes de mon âge, aux douleurs de l'arthrose. Depuis trois ans, je vais bien mieux, et ceci est dû, sans aucun doute, à la cure de pommes reinettes que je fais chaque automne sur les conseils d'un naturopathe de mes amis. Je commence dès que ces belles pommes arrivent à maturité. La première semaine, je remplace mon petit déjeuner par 2 ou 3 reinettes mangées avec la peau (je les achète bio !). La deuxième semaine, petit déjeuner et déjeuner sont remplacés par des pommes uniquement.

La troisième semaine, je ne mange que des pommes matin, midi et soir! La quatrième semaine, je reprends un dîner normal, la cinquième, seul le petit déjeuner reste entièrement aux pommes; et la sixième, retour à une alimentation normale. Évidemment, je ne grignote rien entre les repas et ne bois que de l'eau! Je ne suis jamais fatiguée avec ce régime. Et, bien que mon entourage en soit un peu affolé, je ne lui ai trouvé que des avantages. Je souffre beaucoup moins de mes vieilles douleurs, et cela fait deux hivers que je passe au travers de toutes les infections. »

Marie-Claire G., Valenciennes

Vinaigre de cidre

« J'emploie depuis pas mal de temps le vinaigre de cidre avec succès pour soigner mes rhumatismes. Voici comment je procède: je mélange 100 g de miel de sapin avec 100 g de vinaigre de cidre et j'en prends une cuillerée à soupe avant le café le matin. Je fais ça pendant un mois puis j'arrête. Au fait, j'ai 90 ans. »

Noël P., Raon-sur-Plaine

Le vinaigre de cidre est en effet réputé pour calmer les douleurs rhumatismales. Une lectrice m'avait écrit, il y a quelques années, pour m'en vanter les bienfaits dans ce cas précis. La seule différence entre sa recette et celle de Noël était le miel: elle avait choisi du miel de lavande plutôt que du miel de sapin. Les deux « formules » semblent avoir la même efficacité.

L'oignon

Au moment des crises de rhumatismes, préparez-vous une décoction d'oignon : coupez 3 oignons non épluchés (bio de préférence) dans un litre d'eau, portez à ébullition et laissez bouillir à petit feu pendant un quart d'heure. Buvez un verre de cette décoction le matin au lever et le soir au coucher, pendant une semaine.

Des marrons dans les poches

« Pour ne pas souffrir de rhumatismes, je garde toujours 2 ou 3 marrons dans mes poches de pantalon. Je les change lorsqu'ils sont devenus durs comme la pierre. »

Dominique F., Pau

Cette pratique courante dans les campagnes peut faire sourire. Cependant ses utilisateurs sont fermement convaincus de son efficacité, et il ne serait pas étonnant d'apprendre que les essences du marron traversent poche et barrière cutanée pour diffuser leurs bienfaits.

Le cataplasme de feuilles de chou

Il suffit de prendre 3 ou 4 feuilles, de les écraser sous un rouleau à pâtisserie puis de les appliquer à même la peau, à l'endroit de la douleur. Recouvrir d'un lainage, et bander au besoin. Renouveler l'application 3 fois par jour.

La décoction de frêne

Mettez à bouillir une bonne poignée de feuilles de frêne dans un litre d'eau pendant un quart d'heure. Faites-en des compresses à appliquer sur les articulations douloureuses.

L'huile de massage

En cas de douleurs rhumatismales chroniques, rien ne vaut un bon massage quotidien. Utilisez une huile, car cela accentue le soulagement apporté par le massage. Prenez comme base 10 cl d'huile d'amande douce (ou bien 10 cl d'huile d'olive vierge première pression). Ajoutez-y 4 gouttes d'huile essentielle de genévrier et 4 gouttes d'huile essentielle de thym ou de serpolet (ils sont cousins), 4 gouttes d'huile essentielle de citron, 4 gouttes d'huile essentielle d'eucalyptus et 4 gouttes d'huile essentielle de géranium. Avant chaque utilisation, remuez le flacon. Il suffit ensuite de mettre un peu d'huile sur les doigts et la paume des mains avant de pratiquer le massage.

Miel et vinaigre

« Grand remède aux douleurs de l'arthrose : le miel de lavande, le plus doux à l'estomac. En prendre chaque jour une cuillerée à soupe mêlée à 2 cuillerées de vinaigre de cidre. »

Monique B., Paris

Le cassis, puissant dépuratif

Le cassis est un anti-inflammatoire inscrit à la Pharmacopée française comme diurétique, antirhumatismal et antigoutteux. Une étude clinique a d'ailleurs fait apparaître 71 % de bons résultats en cas de rhumatismes, quelle que soit leur nature : nette atténuation des douleurs et de la gêne dans des cas anciens de pathologie, et disparition totale des douleurs pour les cas très récents (moins d'un mois). Il suffit d'utiliser les feuilles de cassis en infusion (une cuillerée à café de feuilles sèches, infusées dix minutes), à raison de 3 tasses par jour, en cure de trois semaines – renouvelable au besoin.

La reine-des-prés, aspirine naturelle

Antidouleurs et anti-inflammatoire, la reine-des-prés active aussi l'élimination de l'acide urique responsable de l'inflammation rhumatismale. À la différence de l'aspirine, elle n'agresse pas l'estomac, mais au contraire le protège ; de plus, c'est un antiacide très efficace. On la trouve sous forme de gélules, de comprimés à avaler, mais aussi sous forme de teinture-mère à utiliser en voie externe. Il suffit d'en imbiber une compresse et de l'appliquer sur l'articulation douloureuse. On peut également l'employer en infusion ; mais, pour une réelle efficacité, il faut utiliser les sommités fleuries et les feuilles fraîches. Dans ce cas, il faut une cuillerée à soupe de plante pour une tasse d'eau chaude et laisser infuser dix minutes. Très fragiles, les fleurs ne supportent pas l'eau bouillante… Arrêtez le feu sous la casserole dès que l'eau frémit puis versez-la ainsi sur les fleurs.

Bambou ou prêle, pour reconstituer le cartilage

« J'ai souffert de lumbagos et de sciatiques pendant une vingtaine d'années, et les rhumatismes commençaient à me rendre sérieusement raide quand j'ai entendu parler du bambou. Depuis, j'en fais une cure d'un mois à chaque saison et je suis bien dérouillé ! »

Gaston T., Ramatuelle

Si l'on imagine les os et le cartilage comme des murs de brique, les briques étant le calcium, le ciment qui lie les briques entre elles est la silice. Cette substance est essentielle à la reconstitution du cartilage atteint en cas d'arthrose et d'ostéoporose. Le bambou *arundiaceæ* est le végétal le plus riche en silice que l'on puisse trouver, suivi de près par la prêle. Non seulement ces deux plantes agissent sur les articulations, mais aussi sur les disques intervertébraux, souvent responsables des maux de dos. On les trouve sous forme de gélules à avaler.

L'eau de la reine de Hongrie

Faites macérer une poignée de romarin, une poignée de thym, quelques feuilles de marjolaine et de sauge dans un litre d'alcool, pendant un mois, en remuant souvent. Les usages externes sont nombreux : en massage des articulations douloureuses en cas de rhumatismes, en friction du cuir chevelu pour freiner la chute des cheveux, en lotion tonique pour raffermir l'épiderme...

La cure de fraises

À condition, bien sûr, de ne pas être allergique, la cure de fraises est réputée pour soulager bon nombre de troubles chroniques : arthrite, rhumatismes, artériosclérose, affections du foie, ou encore hypertension. Elle est aussi particulièrement recommandée aux personnes faibles ou en convalescence, car elle est à la fois très riche en vitamine C et en fer. De plus, son sucre étant du lévulose, elle n'est pas contre-indiquée pour les diabétiques.

La cure est très simple à suivre : dès que de belles fraises bien mûres sont disponibles à un prix « raisonnable » sur les marchés, mangez-en 300 à 500 g chaque jour, pendant un mois ou, mieux, pendant toute la saison des fraises !

Lit de bouleau

« Dans les campagnes, les paysans se couchaient dans un lit rempli de feuilles de bouleau pour calmer les douleurs des rhumatismes inflammatoires. »

Lucien E., Gennevilliers

Les massages au genévrier

Il faut concasser environ 100 g de baies de genévrier, les mettre dans un bocal en verre transparent et ajouter un demi-litre d'huile d'olive. Placez ensuite le bocal au soleil et laissez macérer trois semaines en remuant de temps en temps. Filtrez et massez vos articulations douloureuses – ou votre dos si vous souffrez de sciatique ou de lumbago – pour les soulager. Conservez votre bocal fermé dans un placard.

Les frictions à l'huile de camomille

« À la maison, depuis mon plus jeune âge, j'ai toujours vu quelqu'un sortir l'huile de camomille pour s'en frictionner les articulations. Ma grand-mère le faisait, puis ma mère, et dès que quelqu'un souffrait de ses articulations ou de ses muscles il avait droit à sa friction. Ma dernière bouteille d'huile de camomille touche à sa fin, car mes vieilles douleurs se sont récemment réveillées. Je suis à la recherche de la recette. »

Alphonse R., Orléans.

Dans un flacon de verre, mettez 50 g de fleurs de camomille sèches (têtes). Versez un demi-litre d'huile d'olive. Bouchez et laissez macérer deux jours, de préférence au soleil et, en tout cas, dans l'endroit le plus chaud possible, et bien éclairé. Après ces deux jours, ouvrez le flacon, mettez-le au bain-marie et laissez-le chauffer ainsi pendant deux heures en remuant de temps en temps. Filtrez en pressant les têtes de camomille pour en exprimer tous les sucs. Utilisez cette huile chaude en friction sur vos articulations douloureuses – c'est efficace aussi contre les crampes. Conservez-la dans son flacon bouché, dans un placard. Avant chaque utilisation, faites-la chauffer au bain-marie.

Du gui bouilli

Les boules de gui ne sont pas seulement des porte-bonheur ! Les feuilles entrent dans la formulation de produits à usage interne pour lutter contre l'hypertension et les maladies cardiovasculaires. Pour soulager vos rhumatismes, recueillez feuilles et baies puis faites-les bouillir quelques minutes dans du lait. Appliquez-les chaudes en cataplasme et laissez agir jusqu'à ce qu'elles refroidissent.

L'huile de laurier

Dans un bocal, placez 100 g de feuilles sèches de laurier sauce et versez dessus 10 cl d'alcool. Bouchez et attendez 24 heures. Ajoutez à cette préparation un litre d'huile d'olive et faites chauffer au bain-marie. Laissez sur le feu, sans jamais faire bouillir, pendant six heures. Filtrez.

Conservez dans un flacon bouché, dans un endroit frais et à l'abri de la lumière. Pour soulager vos articulations, massez-les avec cette huile.

Le baume de millepertuis

Bien connues pour lutter contre la dépression, les fleurs de millepertuis sont également réputées, sous forme de baume, pour soulager rapidement les rhumatismes et les maux de dos. Il faut en cueillir 500 g au début de l'été et les faire macérer au soleil pendant trois jours dans un mélange composé d'un litre d'huile d'olive et un demi-litre de vin blanc. Faites ensuite bouillir le tout jusqu'à ce que le vin soit complètement évaporé, puis mettez dans un flacon à conserver bien bouché. Pour soulager vos douleurs, faites préalablement chauffer ce baume et frictionnez vos articulations ou votre dos. Vous pouvez aussi utiliser de cette préparation (froide cette fois) pour calmer les brûlures, activer la cicatrisation des écorchures, et sur les ulcères variqueux.

L'onguent russe au lilas

En Russie, on prépare au printemps un onguent qui, toute l'année, sert à soulager les rhumatismes articulaires. Il faut mettre 100 g de fleurs fraîches de lilas dans un bocal et couvrir d'un demi-litre d'huile d'olive, puis ne pas fermer le bocal mais le recouvrir simplement d'un papier maintenu par un élastique. Laissez macérer au soleil pendant quinze jours, puis filtrez en exprimant bien tous les sucs du lilas. Massez vos articulations douloureuses avec cet onguent, 2 fois par jour.

La buglosse

« Ma grand-mère utilisait une “potion” contre les rhumatismes, et je l’emploie à mon tour dès que mes articulations me signalent le changement de temps. Je ramasse de la buglosse (la plante ressemble à la bourrache, mais ses feuilles sont arrondies) et je la fais sécher dans mon grenier. Inutile de séparer les parties de la plante : dans la buglosse, tout est bon ! Je mets une généreuse poignée de plantes sèches dans un litre d’eau froide, et le tout sur le feu. Je laisse bouillir deux ou trois minutes et j’attends que ce soit tiède pour filtrer. Je bois le tout dans la journée. En général, deux ou trois jours de ce traitement suffisent pour me faire oublier mes vieilles douleurs. »

Marcel H., Valence

La buglosse ressemble à la bourrache et a des qualités très proches. Fortement dépurative, elle peut donc se révéler utile contre les rhumatismes.

Huile à la purée de chou

« J’ai une recette contre les rhumatismes : prendre un petit chou blanc très serré, le couper, prendre les côtes et les passer au mixeur. Verser dans un bocal la purée blanche obtenue. Couvrir d’huile de pépins de raisin ou de maïs puis placer au réfrigérateur trois semaines ou plus. Appliquer sur les endroits douloureux en massant. »

André L. G., Alès

Supprimer les laitages

« Jusqu'à il y a deux ans encore, je faisais trois ou quatre rhinopharyngites par an. L'une d'elles m'a coûté cher puisque j'ai fait une fausse couche (j'étais alors enceinte de quatre mois). Depuis deux ans, j'ai supprimé les laitages, je mange un peu de fromage (pour le calcium) et des fruits, légumes, fruits secs, crème d'amandes, etc. Je n'ai plus aucun ennui ORL. C'est spectaculaire ! Mon ostéodensitométrie est normale. »

Mme R., Dordogne

Du calcium, on en trouve facilement dans l'alimentation, surtout si on mange des fruits secs (comme les amandes) mais aussi des fruits et légumes de saison. Le fromage peut paraître indispensable à certains par goût (et gourmandise), mais il ne l'est pas pour sa richesse en calcium.

Oignon

« Comment faire d'un oignon l'un des meilleurs remèdes contre le rhume ? Coupez une mince tranche d'oignon frais et sain. Trempez-la dans un verre d'eau chaude, puis retirez-la immédiatement. Cette eau se boira au cours de la journée (avec un peu de miel) par petites gorgées.

Posez aussi un oignon coupé en deux sur votre table de nuit. Vous serez surpris du résultat. »

Andrée C., Saint-Max

Basilic

« On peut faire une inhalation – tisane fumante dans un bol sur lequel on penche sa tête recouverte d'une serviette – à base de basilic. On peut aussi boire une tisane de basilic en ajoutant un peu de miel et de jus de citron. »

Julienne E. M., Douala (Cameroun)

Gingembre

« Quand je sens venir le rhume, je mâchouille du gingembre : c'est très fort, mais ça dégage bien les narines ! »

Serge F., Paris

Boisson chaude

« Si vous avez pris un coup de froid, préparez la boisson suivante : une cuillerée de vinaigre de cidre, une cuillerée de miel, une pincée de poivre de Cayenne, une pincée de gingembre. Couvrez avec de l'eau chaude et du jus de citron. Buvez chaud ou froid. »

Une lectrice jamais enrhumée

Respirer de l'échalote

« En cas de rhume et de toux, je coupe une échalote en deux et je la respire bien plusieurs fois dans la journée. Le rhume s'en va très vite. »

Chantal J., Manche

Infusion de cannelle

« Avec des bâtons de cannelle, on peut préparer une infusion excellente contre les rhumes ou la grippe. Elle a le pouvoir de "faire tomber" la fièvre. »

Simone J., Oise

Boisson au vinaigre et au miel

« Voici un remède pour lutter contre le larmoiement, les yeux embués de larmes et la goutte au nez. C'est tout simple : un verre d'eau fraîche, une rasade de vinaigre de cidre, une bonne petite cuillerée à café de miel. Mélanger et boire tranquillement matin et après-midi. C'est magique, très rafraîchissant l'été, bon, acidulé. À renouveler. »

Pierrette, Condom

Infusion de pommes

« Je traînais un rhume depuis plusieurs jours. J'étais vraiment "mal fichu", comme on dit. La grand-mère de ma femme m'a préparé, 2 fois par jour, une tisane : 3 pommes découpées en lamelles jetées dans un litre d'eau bouillante. Elle a laissé l'eau "friser" sur le feu pendant vingt minutes. J'en ai bu un grand bol avec un peu de miel. Délicieux. Non seulement mon rhume est parti, mais aussi mes courbatures ! »

Lucien A., Le Mans

Pour les nourrissons : inhalation générale

« Il est très difficile de faire se moucher un bébé… et de nettoyer ses voies respiratoires. Un "truc", pourtant, donne de bons résultats. Il faut disposer d'une petite salle de bains fermant bien. Placez quelques comprimés effervescents, destinés habituellement aux inhalations, au fond de la baignoire, versez de l'eau bouillante dessus, fermez la porte de la salle de bains et vous restez avec votre bébé pour respirer les vapeurs antiseptiques. Vous verrez, ça dégage bien, et pour vous aussi ce sera tout bénéfice ! »

Dr W., Paris

Vin de sauge

Pour lutter contre les infections respiratoires, contre la fatigue, ou en période de convalescence, le vin de sauge est l'un des meilleurs remèdes qui soient. Dans une bouteille de verre, mettez environ 60 g de feuilles (de préférence fraîches) et versez du bon vin blanc jusqu'à remplir la bouteille. Ajoutez 2 à 3 cuillerées de miel. Bouchez et laissez macérer dix jours avant de filtrer. Prenez un petit verre (un seul), en apéritif, midi et soir.

Fumigation

« J'ai souvent de gros rhumes. Longtemps on m'a recommandé le grog, mais je ne supporte pas l'alcool ! Alors je suis ravie d'avoir trouvé la fumigation : je fais bouillir 25 cl d'eau puis je la verse dans un grand bol dans lequel j'ai mis 5 gouttes d'huile essentielle d'eucalyptus et 5 gouttes d'huile essentielle de lavande. Je reste un quart d'heure au-dessus du bol, la tête sous une serviette, et tout va bien ! »

Marguerite J., Paris

Les huiles essentielles de lavande et d'eucalyptus, fortement antiseptiques, agissent de manière ciblée sur les voies respiratoires.

Le massage des petits

Quand vos enfants sont enrhumés, commencent à tousser, massez-leur le haut de la poitrine matin et soir avec un mélange constitué de 10 cl d'huile végétale (olive, noyau d'abricot, amande douce, tournesol…), de 20 gouttes d'huile essentielle de niaouli et de 30 gouttes d'huile essentielle de ravensare.

En général, les enfants apprécient ces massages qui évitent bien souvent les complications (otite, bronchite…).

Ail à respirer

Écrasez une gousse d'ail et respirez fortement.

Jus de citron

« Pour faire cesser très vite le rhume, j'ai un remède très efficace : j'aspire directement du jus de citron, d'abord dilué puis pur, par les narines. »

Marie R., Rouen

L'infusion de camomille

Dès que vous sentez le rhume arriver, faites-vous une infusion de camomille (une dizaine de têtes par tasse, infusées dix minutes) et buvez-la très chaude.

Les gouttes à la marjolaine

Dans un demi-litre d'huile d'olive, mettez 100 g de marjolaine coupée en morceaux. Faites chauffer au bain-marie pendant une heure. Filtrez. Mettez quelques gouttes dans chaque narine plusieurs fois par jour en cas de rhume. Vous pouvez aussi utiliser cette huile en massage en cas de torticolis ou de sciatique.

Rhume des foins

Huile essentielle d'estragon et œufs de caille

« Il y a une quinzaine d'années, j'ai souffert de rhinites allergiques épouvantables. J'ai cherché et appliqué tous les moyens naturels pour m'en sortir et j'ai trouvé : 2 gouttes d'huile essentielle d'estragon tous les jours sur la salade à partir du mois d'avril, et une cure d'œufs de caille. Et pendant plusieurs années, plus rien. Sauf que l'an passé, me croyant à tort guérie, j'ai oublié mes produits miracle… et je me suis trouvée mi-mai terrassée par une rhinite avec fièvre. Alors cette année, je n'oublie pas ! »

Marguerite F., Besançon

La recette du Dr Jarvis

Au début du XXe siècle, le Dr Jarvis expérimenta un traitement sur des patients atteints de rhume des foins dans un hôpital militaire du Texas. Il leur faisait mâcher du miel en rayon (vous pouvez vous en procurer chez les apiculteurs). En prévention, mâchez 1 ou 2 fois par jour du miel en rayon, pendant les deux mois précédant l'époque où l'allergie se manifeste habituellement. En cure, mâchez-en 5 fois par jour les deux premiers jours, puis 3 fois par jour jusqu'à disparition de l'affection. On peut remplacer le miel en rayon par 2 cuillerées à café de miel liquide. Dans le constat de son expérience, le Dr Jarvis conclut ainsi : « J'ai pu constater qu'à ce régime :

- en moins de trois minutes, l'excès de sécrétion lacrymale avait disparu ;
- cinq à six minutes suffisent pour dégager les narines ;
- dans le même laps de temps, le nez cesse de couler ;
- l'irritation de la gorge, elle aussi, disparaît aussitôt. »

Ronflements

Une caresse…

« Mon compagnon ronfle beaucoup. Les coups de coude, sifflements et autres agressions n'arrêtent que momentanément le ronflement et se sont montrés peu efficaces à terme. J'ai réussi à modérer très fortement les ronflements, voire à les stopper le plus souvent, en caressant le plexus solaire de mon compagnon. L'arrêt des ronflements est quasi immédiat, parfois ils reprennent quand je retire ma main. »

Mme C., Provence

La balle en mousse

« Pendant des années, j'ai dû subir le sourd ronflement de mon mari confortablement installé sur le dos. Et toutes les nuits, je devais le pousser du coude pour qu'il se mette sur le côté. Les ronflements cessaient aussitôt, mais reprenaient quelques minutes plus tard. J'ai enfin trouvé la solution : j'ai cousu une petite balle en mousse dans le dos de son pyjama. Maintenant, il ne dort plus sur le dos, et moi je peux dormir tranquille. »

Françoise C., Vertou

Tant que votre mari ne se rebiffe pas pour l'inconfort que vous lui faites subir…

Saignement de nez (épistaxis)

Alcool d'orties

« De génération en génération, nous préparons deux ou trois fois par an une lotion à l'ortie que nous conservons dans un flacon bouché. On laisse macérer pendant une semaine des jeunes plants d'orties, avec ou sans les racines, dans de l'alcool (un alcool dénaturé vendu en pharmacie, ou, comme le faisait ma grand-mère, un alcool de fruit). C'est très efficace sur les petites blessures ou contre les saignements de nez. Même si ça pique un peu… »

Rosie F., Figeac

Attention à ne pas pencher la tête en arrière lorsque le nez saigne, réflexe courant qui peut être dangereux.

Citron

Presser le jus d'un citron sur du coton puis l'introduire dans la narine.

Jus de poireau

Coupez la base d'un poireau et pressez fortement pour en exprimer quelques gouttes de jus à introduire dans la narine.

La poudre de serpolet

Faites sécher quelques brins de serpolet. Réduisez-les en poudre à conserver dans un petit récipient. Respirez la poudre par la narine qui saigne.

L'inhalation

Pour purifier les voies respiratoires et déloger les microbes de vos sinus, pensez aux huiles essentielles. Mélangez 50 gouttes d'huile essentielle de lavande, 100 gouttes d'huile essentielle de pin, 100 gouttes d'huile essentielle de thym, 200 gouttes d'huile essentielle d'eucalyptus, et de l'alcool à 90° (qsp 15 cl). Versez une cuillerée à dessert de ce mélange dans un bol et remplissez d'eau bouillante. La tête penchée sur le bol, respirez les vapeurs qui s'en dégagent pendant dix minutes. Renouvelez 2 à 3 fois par jour pendant huit à quinze jours.

L'inhalation sèche

Mettez une vingtaine de gouttes de Climarome (deux ou trois pschitt) sur un mouchoir et respirez pendant une à deux minutes, 4 fois par jour. Voilà le conseil donné par le Dr Valnet au commandant R.V., l'un de ses patients. Revenu des Comores en 1964, celui-ci souffrait d'une sinusite frontale depuis six mois : aucun traitement antibiotique n'avait pu l'influencer et il tentait de la calmer par des doses massives d'aspirine. Avec Climarome, il fut guéri en 48 heures… Vingt-quatre ans plus tard, sa sinusite n'avait toujours pas réapparu.

Un bon truc pour faire passer la crise

« Je suis spasmophile et je sais maintenant comment faire cesser mes crises très vite. J'ai toujours un sac en plastique sur moi. Au moment de la crise, je respire quelques minutes (pas plus de trois ou quatre) dans le sac en maintenant l'orifice autour de ma bouche et de mon nez. La crise s'estompe rapidement. »

Stéphanie G., Montluçon

L'air du sac se charge en gaz carbonique, s'appauvrit en oxygène, et la méthode est vraiment efficace. Attention aux enfants qui pourraient dangereusement vous imiter.

Stress

Bain relaxant

Si vos nerfs vous jouent des tours, angoisse, stress et idées noires se dissoudront dans un bain de lavande. Faites une bonne récolte, car il faut faire infuser 500 g de fleurs sèches dans 3 litres d'eau chaude pendant dix minutes. Filtrez puis ajoutez l'infusion à l'eau de votre bain. C'est aussi un excellent antifatigue !

Surpoids

Enveloppements

« Matériel : plusieurs rouleaux de Cellophane type alimentaire, un paquet d'argile verte, des concentrés de boissons drainantes à base de plantes (extraits alcooliques). Je mélange 50 g d'argile à un peu d'eau et à 3 cuillerées à soupe d'extraits de plantes. Chaque jour, je me tartine soigneusement le ventre, les hanches et le dos (zones à problème) et je m'enveloppe d'au moins 5 tours de Cellophane. Par-dessus, j'enfile un tee-shirt pour ne pas salir mes vêtements. Je reste ainsi deux à trois heures avant de prendre une douche (la boue qui tombe est assez répugnante !). Je vais aussi 2 fois par semaine à la piscine où je me force à nager au moins vingt minutes d'affilée. En deux semaines, j'ai perdu 3 kilos et une taille de vêtement. Le plus dur reste à faire : continuer cet effort ! Et je compte perfectionner mon système avec de l'argile mélangée à des produits à base d'algues marines. »

Françoise R., Marseille

Le vin de poireau

« Ma grand-tante, qui habite Pontigny, m'a donné un secret transmis par des viticulteurs du coin. J'ai essayé et j'ai perdu près d'un kilo par mois depuis six mois. En plus, je garde la pêche ! Un petit verre de vin de poireau à jeun le matin et avant le coucher. Faire bouillir 500 g de blancs de poireaux coupés en dés dans un litre de chablis. Réduire de moitié. Laisser refroidir. Filtrer. Mettre en bouteille et la placer au réfrigérateur. »

Pierrette C., Auxerre

Ce vin est surtout diurétique, il aide donc à éliminer l'eau qui peut être retenue dans les tissus.

La soupe au chou

Ingrédients : un gros chou vert, un céleri en branches, une dizaine de petits oignons, 3 poireaux et 5 tomates. Faites cuire les légumes épluchés et coupés en dés dans 3 litres d'eau. À déguster durant plusieurs jours. Cette recette, très à la mode en ce moment pour perdre du poids, reste parmi les régimes les moins dangereux. La soupe a un effet coupe-faim et les légumes sont une mine de vitamines et minéraux.

Camomille et citron

Versez une tasse d'eau bouillante sur 2 têtes de camomille et un citron coupé en rondelles. Laissez macérer toute la nuit et buvez le matin à jeun. À renouveler chaque matin, bien entendu.

La tisane de queues de cerise

Faites tremper 200 g de queues de cerise dans un litre d'eau froide pendant une journée. Faites chauffer et laissez bouillir pendant dix minutes, puis versez sur 200 g de cerises fraîches. Laissez infuser vingt minutes puis filtrez. Buvez cette tisane dans la journée, et recommencez le lendemain.

Tension oculaire

Indium

« J'ai eu jusqu'à 25 de tension dans les yeux. J'ai pris de l'Indium en gouttes : une goutte chaque matin sur la langue n'a rien amélioré. Après avoir téléphoné au laboratoire, j'ai pris 2 gouttes chaque matin et ce fut spectaculaire (pourvu que cela dure…). Je suis maintenant à 18 de tension. »

Mme P., Levallois-Perret

« L'oligo-élément Indium à raison de 1 à 2 gouttes sur la langue, à jeun. Il faut attendre vingt à trente minutes avant d'ingérer quoi que ce soit, puis boire un grand verre d'eau. Ce produit est assez onéreux. »

Mme A., Pau

Huile de sésame

« C'est un remède chinois : chauffer à 55 °C environ de l'huile de sésame vierge de première pression à froid. Laisser refroidir complètement puis la verser dans un flacon compte-gouttes. Posologie : 1 à

2 gouttes dans l'œil avant le coucher. Dans la journée, appliquer des compresses chaudes de thé vert de trois ans d'âge. »

Claude A., Montpellier

Torticolis

Le cataplasme d'origan

Prenez une bonne poignée d'origan, écrasez grossièrement la plante et enfermez-la dans un sac de tissu fin. Faites chauffer de l'eau dans une casserole couverte. Placez le sachet d'origan sur le couvercle et attendez qu'il soit bien chaud pour le poser sur votre nuque endolorie.

Transpiration (excès de)

Du citron

« Pour éviter les odeurs de transpiration sous les bras, prenez un quart de citron à frotter à même la peau, c'est très efficace. Il faut conserver le citron au frais pour éviter qu'il ne se dessèche avant que vous ne l'ayez entièrement utilisé. »

La cousine d'une amie

Il existe aussi des déodorants naturels très efficaces et sans danger aux huiles essentielles, mais cette méthode donne sans doute de bons résultats.

Et encore du citron

« Contre les mauvaises odeurs corporelles, frottez du citron sur tout le corps en insistant sur les aisselles et le pubis. Laissez agir trois quarts d'heure avant de prendre votre bain. »

Julienne E. M., Douala (Cameroun)

Alcool à 70°

« Contre la transpiration sous les aisselles, j'utilise tout simplement de l'alcool à 70° dans un pulvérisateur. C'est très efficace contre les odeurs et sans danger. Si on veut y ajouter un parfum, on peut le faire. Personnellement, j'y ajoute un peu d'huile essentielle de lavande. »

Mme M., Villeneuve-d'Ascq

L'alcool, en tuant les bactéries responsables des mauvaises odeurs est, en effet, très efficace. Mais ne l'utilisez pas si vous avez la peau particulièrement sensible, au risque de l'irriter.

La sauge pour la paix des ménages

« Jusqu'à l'année dernière, j'avais des problèmes relationnels avec mon épouse car, dès les premières chaleurs, je transpirais énormément des pieds. Ma tante m'a donné cette recette vraiment extra : dans une bassine, versez 10 gouttes d'huile essentielle de sauge et 2 cuillerées de lait en poudre. Remplissez la bassine d'eau tiède et plongez-y vos pieds pendant dix minutes : vous serez tranquille pour deux jours ! »

Jacques L., Annecy

La sauge est une plante riche en hormones végétales, et sans doute la meilleure pour réguler la transpiration.

L'alun

« Lorsque j'étais jeune, je travaillais en hôtel de 7 heures du matin à minuit. Je transpirais des pieds, dont la peau était comme du blanc d'œuf, sans compter l'odeur… Un client m'a dit un jour : "Voici le seul remède efficace : surtout, ne vous trempez pas les pieds, lavez-les avec un gant. Tous les matins, mettez 2 ou 3 pincées d'alun en poudre dans chaque chaussette." J'en ai acheté en pharmacie (c'est très peu cher), et je n'ai plus jamais transpiré ! »

R. L., Franconville

On trouve aussi des pierres d'alun dans les magasins de produits naturels, à frotter sous les bras pour ne pas sentir des aisselles.

Le henné neutre

« Je tiens d'un descendant de Touareg une recette naturelle pour lutter contre la transpiration abondante et odorante des pieds : dans un récipient de taille suffisante pour y prendre un bain de pieds, versez de l'eau à température supportable (inutile de vous brûler) et en quantité suffisante pour que l'eau dépasse à peine le dessus des orteils. Délayez 2 sachets de henné neutre (pour ne pas sortir de cette expérience avec les pieds colorés) et trempez les pieds trente à quarante minutes dans cette boue fluide. Rincez les pieds à l'eau claire. Résultats constatés par moi-même : de 70 à 80 % de transpiration en moins, et surtout plus d'odeur.

La première année, j'ai appliqué cette méthode tous les quatre mois, constatant que les odeurs réapparaissaient au bout de ce laps de temps. Puis, au fil des années, les odeurs et la transpiration se manifestaient de plus en plus tard. À l'heure actuelle, une seule application tous les quatorze ou seize mois suffit. »

J.-L. B., Antibes

Merci, l'acide borique

« Pour les personnes qui, suite à une transpiration particulièrement acide, transforment leurs chaussures en "puanteur ambulante" dont même le lave-linge et le soleil ne viennent pas à bout, voici la solution : acheter en pharmacie 100 à 200 g d'acide borique ; en mettre la valeur d'une petite cuillerée à café dans chaque chaussure avant de se chausser. Après une quinzaine de jours, les pieds ont perdu le parfum honni ; il faut un peu plus de temps pour que les chaussures elles-mêmes ne sentent plus. Eau de Javel, bains chauds, bains froids, bains salés… Deux longues années de lutte – où des baskets vieilles de quinze jours, sorties du lave-linge et en train de sécher au soleil, vous écœurent – se sont achevées sur un : "Merci l'acide borique !" ».

Corinne R. M., Saint-Erme

Herbe de blé

« Je suis allé en Amérique : là-bas, dans les boutiques, on trouve du "jus d'herbe de blé" censé tout guérir. Comme je suis très paresseux, je me voyais mal faire ce jus. Alors j'ai décidé de mâcher simplement les jeunes tiges de blé que je fais germer. Je ne pourrais que conseiller aux lecteurs de faire la même chose, car il semble que cela donne des résultats miraculeux sur la forme et, en ce qui me concerne, sur deux problèmes qui me gâchaient un peu la vie : la goutte et les triglycérides. Depuis que je mâche quotidiennement mes tiges de blé, mes analyses sont redevenues normales – alors que j'ai arrêté tout traitement. »

M. D., Lens

Turista

Huile essentielle de cannelle

« Ma pharmacienne, spécialisée en aromathérapie, m'a recommandé l'huile essentielle de cannelle pour lutter contre la turista à l'occasion d'un voyage au Maroc dans des conditions précaires (bivouac) et au Pérou. Préventivement, il faut en prendre une goutte sur un sucre au petit déjeuner. Si vous sentez un début d'embarras, prenez-en une autre goutte le midi, toujours sur un sucre. Le conseil a été très efficace ! »

Évelyne P., La Teste

Ulcères variqueux

Miel

« Je suis infirmière. Mon mari, qui avait un énorme ulcère à la jambe, fut très inquiet quand je le lui ai "tartiné" avec du miel ! Ce n'était pas mon habitude à l'hôpital ! Mais quelle fut sa surprise (et la mienne) quand nous avons constaté la cicatrisation rapide et complète après un "tartinage" quotidien pendant quatre jours ! Il paraît que les apiculteurs connaissent bien le pouvoir cicatrisant du miel. »

Mme de V., Roubaix

Feuilles de chou

Application de feuilles de chou sur un ulcère à la jambe avec nécrose : prélevez 3 ou 4 belles et grosses feuilles d'un chou vert. Retirez-en les nervures épaisses puis écrasez-les – les feuilles, pas les nervures – avec un rouleau à pâtisserie. Ensuite, maintenez-les, comme un cataplasme, avec une bande, sur la lésion. Laissez agir plusieurs heures, ou même toute la nuit (si cela ne vous fait pas trop souffrir) et renouvelez. Vous pouvez aussi essayer les compresses imbibées d'un mélange moitié Tégarome moitié eau de source, à renouveler plusieurs fois par jour. Ces deux méthodes nous viennent encore du célèbre Dr Valnet ; elles ont été expérimentées avec succès par ses patients.

Compresses à la prêle

« Préparez une forte décoction de prêle en faisant bouillir 100 g de plante dans un litre d'eau pendant un quart d'heure, puis laissez infuser une demi-heure. Imbibez une ou plusieurs compresses de cette décoction et maintenez-la sur l'ulcère. »

Bernard F., Montrouge

Le lavage à la salicaire

Dans un litre de vin, mettez à macérer 50 g de salicaire pendant huit jours. Filtrez. Lavez les ulcères variqueux avec cette préparation.

Urticaire

Allergie aux conservateurs alimentaires et onagre

« J'ai souffert pendant de nombreuses années de crises d'urticaire. On m'a découvert une allergie aux conservateurs alimentaires E 220 à E 228. Dans un article paru il y a quelques années dans *Belle-Santé*, j'ai découvert que l'huile d'onagre avait fait ses preuves en matière d'allergie. Contrairement à ce qu'il était préconisé (gélules), j'ai trouvé un laboratoire qui la commercialise en flacon doseur (à garder au réfrigérateur). Résultat : après un an à raison de 3 doses par jour, mon urticaire a disparu. Je prenais en même temps *Ribes* et *Alnut glut* (remèdes homéopathiques). »

Annick G., La Baule

Contre l'allergie aux fraises

Certains semblent condamnés à se passer de fraises à cause de l'urticaire qu'elles leur provoquent. Dans ce cas, on peut essayer de se « désensibiliser ». La première méthode consiste à consommer chaque jour un minuscule morceau de fraise – insuffisant pour provoquer l'urticaire – pendant une semaine. La seconde, à faire fondre sous la langue un petit morceau de fruit une demi-heure avant le repas où vous comptez manger des fraises. Enfin, pour ceux qui ne parviennent vraiment pas à supporter les fraises, essayez le vin ! Faites-y macérer les fraises une heure avant de les déguster, ou écrasez-les dans du vin une demi-heure avant de les manger.

VERGETURES

Huile "élastifiante"

« Pour prévenir et minimiser les vergetures, je ne jure que par cette huile nourrissante et parfumée : j'ajoute 20 gouttes d'essence de mandarine et 5 gouttes d'essence de jasmin à 12 cl de beurre de cacao, de lotion neutre ou d'huile de massage. Ce mélange est à utiliser dès le quatrième mois de grossesse, ou dès que la peau commence à s'étirer. Il faut appliquer ce mélange chaque jour après le bain ou la douche, sur la peau encore humide, en insistant sur les seins, le ventre et partout où la peau est étirée. »

Angélique M., Dôle

Le mieux est sans doute de diluer les huiles essentielles dans une huile d'avocat ou de noyau d'abricot, toutes les deux très nourrissantes.

VERRUES

Huile de ricin

« Pour se débarrasser de verrues ou de taches de vin, il faut les badigeonner plusieurs fois par jour avec de l'huile de ricin. »

Marianne P., Moselle

L'huile de ricin est vendue en pharmacie

Des haricots dans le puits

« Mon fils, alors âgé de 10 ans, avait des verrues sur la main. Lors d'une visite chez mes parents, on lui a fait prendre et jeter une poignée de haricots secs dans le puits. On lui a dit que quand les haricots seraient pourris, ses verrues disparaîtraient. Et c'est ce qui s'est produit, mes autres enfants s'en souviennent. D'autres ne le croient pas. »

Micheline C., Loiret

Oignon

« Prenez un gros oignon, creusez au centre un trou, versez-y du gros sel marin gris. Un jus va s'en écouler. Avec ce dernier, touchez votre verrue plusieurs fois par jour : elle disparaîtra en quelque temps. »

R. G., Port-de-Piles

Teinture-mère de Thuya

« En cas de verrues, appliquer dessus régulièrement quelques gouttes de teinture-mère de *Thuya* à l'aide d'un Coton-tige. Résultats garantis en un mois environ. Ce produit s'achète en pharmacie. »

Blandine T., Puyricard

Teinture d'iode

« On peut brûler les verrues avec de la teinture d'iode, de préférence avec une pince Précelle (dont se servent les dentistes), pour mettre une seule goutte sur chaque verrue, 3 fois par jour. Ne pas laver. La teinture d'iode sèche vite. Ça met assez longtemps, mais je me les brûle ainsi. Vous pouvez aussi vous servir de bâtonnets pour les oreilles. La pince Précelle est en vente dans les comptoirs médicaux ou en pharmacie. »

Guilbert Ismaël V., Marmande

Ail

« Pour éliminer une verrue (sur les mains ou les doigts), coupez une petite tranche d'ail très fine puis posez-la dessus et maintenez-la à l'aide d'un sparadrap ou d'un pansement – à faire le soir avant le coucher. Le lendemain matin, enlevez le pansement et l'ail. Quelques jours (ou semaines) plus tard, la verrue aura disparu. À n'appliquer qu'une fois. Je l'ai testé pour moi et aussi pour mon fils qui avait beaucoup de verrues sur les doigts et refusait d'aller voir un dermatologue pour les brûler. L'application d'ail n'est pas douloureuse, mais il faut l'appliquer sur la verrue seulement, pas sur la peau. »

Patricia A., Rolampont

Argile et verrues séborrhéiques

« Âgée de 70 ans, j'ai eu de nombreuses verrues séborrhéiques dont deux très larges et très épaisses. La première, granuleuse avec comme des petits grains de sable qui se détachaient si je grattais – ce qu'il ne faut pas faire ! La seconde, lisse, dont je pouvais extraire de petites particules qui avaient comme une racine. J'ai essayé de faire des applications d'argile tous les jours sur la première verrue. En trois mois, tous les "grains de sable" étaient partis. Il reste la tache brune, lisse, donc qui n'incite plus au grattage contre-indiqué. Forte de cette expérience, j'ai fait le traitement sur la seconde. Il est en cours et en bonne voie. Au début, l'évolution m'impressionnait un peu, puis l'amélioration a été très nette. Les "petites particules" s'éliminent peu à peu. En deux mois, l'ensemble a diminué de la moitié de son volume. »

Paule C., Coligny

L'ardoise

« Faites calciner une ardoise dans des braises. Réduisez-la en une poudre puis diluez-la dans du vinaigre de vin. Enduisez les verrues de la pâte obtenue. Recommencez plusieurs jours d'affilée. »

Simone R., Amiens

Avec et sans souci

Écrasez des feuilles de souci dans du vinaigre, appliquez sur les verrues plusieurs fois par jour.

La chélidoine

« Dans mon jardin, pousse une plante appelée chélidoine. La sève est couleur orange. Cette sève, je l'applique sur les verrues en frottant 1 à 2 fois par jour et cela suffit à les éliminer. Elles n'ont jamais repoussé depuis neuf ans. »

Janine A., Carentan

Le suc de chélidoine agit sur les verrues, mais aussi sur les callosités (cors et durillons).

Bave d'escargot

« Ma grand-mère ayant une verrue au bout d'un doigt, l'infirmière la brûlait au nitrate d'argent quand cela la gênait trop pour écrire. Bien des années plus tard (j'étais tout petit), nous avons déjeuné chez un ami qui a conseillé à ma grand-mère de passer la bave d'un escargot sur la verrue alors devenue comme une petite corne en bout de doigt. Ma grand-mère, qui jardinait beaucoup, a fait le traitement : la verrue a disparu sans qu'elle s'en aperçoive, pour ne plus revenir ! Quand j'avais une vingtaine d'années, j'avais sur le visage une verrue que l'on nommait “poireau” dont je coupais régulièrement les poils ; elle était plus grosse qu’une double lentille. Ma grand-mère m’a rapporté dans un pot en émail des escargots, jaunes et gris, avec une feuille de salade. J’ai renouvelé le traitement et la verrue a disparu. J’ai dépassé 91 ans, je peux donc affirmer l’efficacité de cette recette : mon poireau n’a jamais réapparu. »

Jean B., Ambonnay

Vinaigre citronné

Faites macérer les écorces de 2 citrons pendant une semaine dans 25 cl de vinaigre de vin. Badigeonnez les verrues 2 fois par jour avec la préparation.

Vers

Essence de lavande

« Pour débarrasser les enfants, même très jeunes, de leurs oxyures, quelques gouttes d’huile essentielle de lavande : à l’intérieur et à l'extérieur de l'articulation du poignet, au creux du coude, juste sous les narines, au creux du sternum, et ce de préférence le matin au réveil. »

Henry P., Cannes

L'huile essentielle pénétrant à travers la peau, cette recette est efficace. Attention à bien choisir de l'huile essentielle pure et naturelle de lavande fine (*Lavandula angustifolia*), sinon vous risquez de brûler vos enfants.

L'oignon

Faites macérer 100 g d'oignon finement haché dans un litre de bon vin blanc pendant 48 heures. Filtrez au travers d'un linge fin. Buvez un verre chaque matin pendant une semaine en lune descendante.

L'ail à boire

Râpez 3 ou 4 gousses d'ail dans une tasse d'eau bouillante ou de lait. Laissez macérer toute la nuit et buvez le lendemain matin à jeun, pendant trois semaines.

La citrouille contre le ver solitaire

« Pour chasser le ver solitaire, ma tante avait un remède populaire : elle écrasait des graines de citrouille avec du sucre, de l'eau et de l'eau de fleur d'oranger, puis elle nous faisait avaler cette mixture – ma foi, pas trop mauvaise. Une à deux heures plus tard, on avait droit à 2 cuillerées à soupe d'huile de ricin. Là, c'était bien moins drôle. Mais enfin, son truc soignait beaucoup de monde par chez nous. »

Georges D., Tours

Colliers d'ail

Placez quelques gousses d'ail dans un sachet fixé au cou ou maintenu par un bandage à hauteur du nombril.

Restes de citron

Pressez un citron et buvez-en le jus. Écrasez ce qu'il reste : écorce, zeste, pépins. Faites macérer ces restes dans un bol d'eau additionnée de 2 cuillerées à café de miel pendant deux heures. Passez le tout en exprimant bien les sucs et buvez avant de vous coucher.

Fraises antioxyures

Mangez 500 g de fraises le matin à jeun… et plus rien d'autre jusqu'au déjeuner.

Citron, huile et sucre

« Pour me débarrasser des vers, ma grand-mère me faisait boire à jeun le mélange suivant : une cuillerée à soupe de citron, une cuillerée à soupe d'huile et une cuillerée à soupe de sucre. »

Mme D., Saulx-les-Chartreux

VERTIGE

Homéopathie

Quand vous avez le vertige (à ne pas confondre avec des vertiges), que vous angoissez à l'idée de monter sur une échelle, une terrasse ou de prendre un télésiège, en particulier si vous êtes de ces personnes capables d'arriver deux heures avant le départ du train ou de l'avion (au cas où il démarrerait ou décollerait en avance), essayez *Argenticum nitricum* 30 CH, à raison d'une dose par semaine.

VERTIGES

Ginkgo biloba

« Pendant deux ans, j'ai eu des vertiges. Aucun traitement n'était efficace. J'ai commencé à prendre du *Ginkgo biloba*. J'ai constaté les premiers résultats au bout de six mois ; deux mois plus tard, mes vertiges ont complètement disparu – auparavant, je ne pouvais pas tourner la tête vers la gauche. En gélules, il n'est pas remboursé, mais en teinture-mère, oui. »

Mme F., Paradis

Étiopathe, ostéopathe, chiropracteur

« Mon mari souffrait de vertiges. Ce qui l'a guéri ? Plusieurs visites chez un étiopathe. Les cervicales étaient en cause. Depuis cinq ans, il est tranquille de ce côté-là ! »

Mme V., Pontrieux

Lorsque les vertiges sont liés à un déséquilibre vertébral, non seulement l'étiopathie mais aussi l'ostéopathie ou la chiropractie peuvent donner de très bons résultats.

Se taper la tête, mais pas contre les murs

« Ma cousine souffre de cette maladie : vertiges intenses, crises de surdité, bourdonnements d'oreille… Un jour que je lui demandais de ses nouvelles, elle m'a dit avoir réussi à diminuer la fréquence des crises – et même à les supprimer presque complètement – grâce à un truc qu'elle avait trouvé dans un livre : elle se tape la tête sur un oreiller pas trop mou, plusieurs fois de suite, du côté opposé à l'endroit qui la fait souffrir. Elle ne souffre plus de vertiges ni de vomissements. »

André B., Lyon

Intervention chirurgicale

« À 64 ans, j'ai eu mon premier vertige (terrible), puis tous les dix jours environ. Aucun médicament n'a fait effet. J'ai trouvé un spécialiste ORL des hôpitaux de Briançon et de Grenoble, un chirurgien connu dans la région. Après des examens très poussés, il a localisé l'oreille incriminée. Il m'a proposé deux solutions : la suppression de l'oreille interne par la chirurgie (solution la plus lourde), ou une intervention douce consistant, une fois le tympan percé, à introduire une dose de liquide une fois par semaine pendant cinq semaines (indolore), afin de faire mourir doucement tout le système interne.

Après la troisième dose, j'étais soulagé. Bien sûr, je n'ai plus qu'une oreille, mais cette intervention a changé ma vie – j'ai 72 ans. Le chirurgien en question ne doit pas être le seul en France à pratiquer une telle intervention. »

M. H., Abriès

Si je souffrais de tels troubles, je commencerais par essayer la méthode de la cousine d'André B. (*voir truc précédent*), je consulterais un ostéopathe... Et c'est seulement en dernier recours que j'envisagerais une telle solution. Cependant, je comprends très bien que, lorsque de tels vertiges gâchent la vie, l'on puisse décider de sacrifier l'une de ses oreilles pour en être enfin débarrassé.

Vésicule (problèmes de)

Vin de boldo

« Ma vésicule capricieuse se fait mielleuse quand je lui offre sa gourmandise préférée : le vin de boldo. Si vous voulez en profiter, voici la recette : faites macérer 30 g de feuilles de boldo dans un litre de vin blanc doux pendant dix jours. Filtrez. Prenez un petit verre avant le repas, en apéritif. »

Gérard M., Liévin

Le boldo est une plante qui agit sur la contractilité de la vésicule : quand cette dernière devient un peu paresseuse et « oublie » d'évacuer les déchets qui l'encombrent, les feuilles de boldo la réveillent ! On dit que cette propriété, aujourd'hui confirmée par la science (le principe essentiel du boldo, la boldoflorine, a été identifié en 1872), a été découverte par hasard un jour que des moutons atteints d'une maladie hépatique avaient été parqués dans un enclos fait de branches fraîches de boldo. Les moutons ont mangé les clôtures, guérissant ainsi de leur maladie.

La fumeterre qui nettoie

Parce qu'elle régule la sécrétion de la bile, la fumeterre est réputée pour chasser les troubles intestinaux d'origine biliaire comme les constipations ou la diarrhée. Elle atténue rapidement les symptômes associés à une faiblesse hépatique, comme la migraine ou la fatigue. Il faut utiliser la plante entière sous forme d'infusion, à raison d'une cuillerée à café de plante sèche infusée un quart d'heure dans la valeur d'une tasse d'eau bouillante. Les dosages habituels sont de 2 à 3 tasses par jour avant les repas, sans dépasser une cure de dix jours – à renouveler chaque mois si nécessaire. Au-delà de dix jours de cure, la plante peut avoir des effets secondaires désagréables et agir comme un somnifère, – ce qu'on ne lui demande pas !

L'huile d'olive à la cuillère

« Plusieurs fois, le médecin m'a encouragée à me faire opérer de la vésicule biliaire. J'ai résisté. Quand elle se rappelle à mon bon souvenir en me faisant souffrir, je la traite à l'huile d'olive : 2 cuillerées à soupe le matin au réveil pendant quelques jours. C'est très efficace. »

Bérengère F., Châtelet-en-Brie

L'huile d'olive est également conseillée par le Dr Valnet pour activer l'expulsion des calculs (et de la « boue »).

Tout cru, le radis noir

Il y a une cinquantaine d'années, les Prs A. Lemaire et J. Loeper ont étudié l'action du radis noir sur les vésicules biliaires encombrées et vouées à l'ablation. Par contrôle sur écran radiologique de l'action d'un extrait de radis noir ingéré, ils ont pu vérifier que cet extrait pouvait réveiller une vésicule apathique et provoquer l'expulsion des sables, boues et calculs de petite taille. Le radis noir, en vente au marché, tout simplement, se déguste cru en hors-d'œuvre. Vous pouvez aussi l'utiliser sous forme de suc fraîchement extrait (en vente sous forme d'ampoules dans les magasins de diététique). Préférez le radis noir ayant le label AB (agriculture biologique). Ce conseil vaut pour tous les aliments ; mais pour les légumes racines, il est encore plus important car les radis noirs – comme les carottes – accumulent les nitrates.

Yeux (problèmes d')

Savon de Marseille contre les dépôts sébacés sur les paupières

« Mes paupières s'irritaient en permanence avec des dépôts sébacés désagréables. Je me suis lavé les paupières avec du savon de Marseille pur – c'est une recette de ma mère qui la tenait de sa mère et qui disait : "Le savon de Marseille ; il n'y a rien de mieux." J'ai pris garde de ne pas trop en faire entrer dans l'œil, sinon ça pique un peu, mais cela se calme assez vite. Depuis, je n'ai plus de problème. »

Pierrette B., Port-Saint-Louis-du-Rhône

Pomme de terre contre les poches sous les yeux

« Éplucher une pomme de terre, couper 2 rondelles et les placer au congélateur pendant deux heures. Appliquer ensuite sous les yeux, sur les poches, pour raffermir l'épiderme. Laisser en place jusqu'au réchauffement des rondelles. »

Nadira M., coiffeuse esthéticienne, Maubeuge

Élixir du Suédois pour les yeux irrités

« Quand on a les yeux secs ou irrités, il faut en masser le contour avec de l'Élixir du Suédois. Ce remède marche aussi quand les yeux brûlent devant la télévision. »

Truc donné par une personne présente au salon Fougère, à Tours

Khôl pour les yeux secs

« Pour les yeux secs, un lecteur conseillait l'*aloe vera* dans l'œil. Le meilleur truc, c'est le vrai khôl des Arabes : c'est de l'antimoine pur et ils en mettent même aux bébés contre la sécheresse du désert. »

M. A., Lyon

Les feuilles de framboisier contre la fatigue oculaire

« La reconversion à l'informatique, j'y suis passée – bien obligée ! Je me suis habituée à la souris, au clavier, mais mes yeux se sont rebiffés ! Malgré un superécran de protection, j'avais toujours les yeux gonflés le soir et ils me picotaient. J'ai trouvé la solution dans mon jardin, grâce aux conseils d'une voisine : les feuilles de framboisier. J'en mets une pincée dans un peu d'eau au fond d'une casserole. Je fais bouillir deux minutes et j'attends cinq minutes avant de filtrer. Quand c'est froid, j'imbibe 2 compresses de cette décoction que je laisse un quart d'heure sur mes yeux (fermés, bien sûr !). Ça dégonfle et je n'ai plus mal aux yeux. »

Jacqueline G., Hyères

Chaleur pour revitaliser

« Pour les yeux : frotter les paumes des mains l'une contre l'autre ; il en résulte de la chaleur, il faut alors les appliquer sur chaque œil. Ainsi les yeux sont revitalisés. »

Bernard L., Franconville

Une compresse faite d'un sachet de thé infusé et refroidi sur chaque œil pendant dix minutes donne aussi de très bons résultats, surtout si les yeux sont vraiment fatigués.

Le fenouil

Une vieille fable attribue des vertus merveilleuses au fenouil pour soigner les yeux. On dit que les serpents venimeux, au moment de la mue, raniment leur vue en se frottant les yeux sur du fenouil. Vrai ou faux ? Le bruit court depuis l'Antiquité… Toujours est-il que la fumigation de fenouil est très efficace pour se débarrasser de la conjonctivite et pour faire désenfler les paupières. Il faut moudre une cuillerée à soupe de graines de fenouil, les mettre au fond d'un bol et verser dessus de l'eau bouillante. Puis vous vous penchez sur le bol, la tête recouverte d'une serviette et vous laissez vos yeux au-dessus de la vapeur pendant dix minutes.

Le bleuet, adoucissant

« Dès que j'ai les yeux fatigués ou irrités, je les baigne dans une infusion de bleuet. Le soulagement est immédiat. »

Martine L., Saint-Méry

Le bleuet est l'ami attitré des yeux, employé depuis toujours pour les soigner. Il se révèle précieux pour apaiser les paupières irritées et lutter contre la conjonctivite. Préparez votre lavage oculaire de la façon suivante : mettez une cuillerée à café de fleurs de bleuet séchées dans 10 cl d'eau froide et portez à ébullition. Retirez du feu dès les premiers bouillons et laissez infuser dix minutes avant de filtrer. Attendez que la décoction tiédisse avant de l'employer sous forme de compresses, en lavages ou en bains d'yeux avec une œillère (pour la conjonctivite). Certains pensent que le bleuet convient aux yeux bleus tandis que le plantain est plus efficace pour les yeux foncés… Légende ou vérité ? Le mieux, dans le doute, est peut-être d'appliquer la recette du Pr Binet car elle allie les deux !

La recette anti-irritation du Pr Binet

Le Pr Binet fut, durant dix-sept ans, le doyen de la faculté de médecine de Paris (il est décédé en 1971) et se passionnait pour les remèdes à base de plantes. Il nous en a laissé de nombreux, parmi lesquels ce « bain d'yeux » anticonjonctivite et irritations : dans un récipient de verre ou d'émail, disposez 4 cuillerées à café de feuilles de plantain, 2 cuillerées à café de fleurs de bleuet et 2 cuillerées à café de fleurs de mélilot. Versez 15 cl d'eau bouillante sur les plantes et laissez infuser un quart d'heure avant de filtrer. Utilisez comme la décoction de bleuet.

La petite camomille, apaisante

Utilisées pour les mêmes indications que le bleuet, les fleurs de la petite camomille (*Matricaria chamomilla*) se préparent de manière identique (décoction légère) mais à raison de 2 cuillerées à café pour 10 cl d'eau. Vous pouvez aussi utiliser cette préparation en compresses contre les dartres, ou en dernier rinçage après votre shampooing si vous souhaitez donner des reflets dorés à vos cheveux blonds.

La pulpe de courge, pour un soulagement immédiat

Si une conjonctivite vous fait souffrir, prélevez un peu de pulpe de courge crue ; mixez-la puis appliquez-la en cataplasme sur les yeux fermés. En quelques minutes, le soulagement est appréciable.

L'euphraise, amie de la vue

« Chez nous, il n'y a jamais eu de problèmes d'yeux. Il faut dire que ma grand-mère, qui avait souffert dans sa jeunesse d'une conjonctivite virale mal soignée, veillait à nous en préserver. Elle préparait une décoction d'euphraise dont elle nous appliquait des compresses sur les yeux. C'était un rituel, on y avait droit au moins deux soirs par semaine. Je ne sais pas si c'est grâce à ça, mais je n'ai jamais souffert des yeux. »

Robert L., Pouilly

Les noms populaires de l'euphraise en disent long : herbe-aux-myopes, herbe-à-l'ophtalmie, ou encore casse-lunettes… L'abbé Kneipp, au XIXe siècle, disait l'avoir prescrite de nombreuses fois avec succès : « Elle est une plante médicinale qui fortifie la vue ; quand tous les moyens sont épuisés, elle procure souvent aux yeux un dernier soulagement. » On utilise les tiges fleuries et séchées de cette plante (elles fleurissent entre juin et septembre, blanches ou bleu pâle), en interne comme en externe, aussi bien pour lutter contre les inflammations oculaires que pour améliorer sa vue. En tisane, mettez 2 cuillerées à café de plante sèche dans 20 à 25 cl d'eau froide. Portez à ébullition et laissez bouillir une minute avant de retirer du feu. Attendez cinq minutes avant de filtrer. Il est conseillé d'en boire 2 à 3 tasses par jour – c'est bon aussi pour digérer, chasser la toux et le rhume de cerveau ! Pour l'usage externe, doublez la dose – 3 cuillerées à café pour 10 cl d'eau – et faites bouillir une minute pareillement, mais laissez infuser une demi-heure avant de filtrer avec un linge fin. Utilisez cette décoction en compresses à laisser vingt minutes sur chaque œil tous les soirs pendant dix jours. Il faut cesser pendant dix jours… et recommencer.

Le géranium Robert contre les inflammations

Le géranium Robert, qui pousse à l'état sauvage et donne de minuscules fleurs, est employé depuis des siècles en décoction pour soigner les yeux irrités. On utilise la plante entière séchée lorsqu'elle est en fleur, sous forme de décoction très concentrée : ajoutez 4 cuillerées à café de plante sèche à 20 cl d'eau froide. Laissez tremper un quart d'heure puis faites chauffer à feu doux jusqu'à ébullition. Retirez du feu et attendez un quart d'heure avant de filtrer. Appliquez tiède sur les yeux en compresses largement imbibées et laissez agir vingt minutes. Vous pouvez aussi utiliser cette décoction en gargarismes contre l'angine, en bains de bouche contre les aphtes et la gingivite, en lotion sur les plaies ou les irritations de la peau.

La laitue bouillie contre l'ophtalmie

Mettez la laitue (préalablement lavée !) dans une cocotte, ajoutez un demi-litre d'eau froide, placez sur le feu et laissez bouillir pendant vingt minutes à feu doux. Utilisez cette décoction tiède en compresses sur les yeux en la laissant agir de vingt à trente minutes. Vous pouvez aussi, le soir, boire cette décoction : elle fait merveille contre les insomnies, les palpitations et les toux nerveuses.

La mauve, toute de douceur

Couramment employée contre les inflammations aiguës des voies respiratoires et urinaires mais aussi de la peau et des yeux, la mauve soulage rapidement les yeux irrités. Ramollissez feuilles et fleurs dans très peu d'eau bouillante et, dès qu'elles ont tiédi, appliquez-les en cataplasme sur les paupières. Laissez agir de dix à quinze minutes.

La confiture de myrtille pour y voir

« Prenez chaque matin au petit déjeuner de la confiture de myrtille. J'ai 77 ans, je mange cette confiture et je vois très bien. Ma vue s'est même améliorée et cela fait vingt ans que je n'ai pas consulté un ophtalmologue ! »

J. M., Sens

La myrtille est si réputée pour améliorer la vision, surtout nocturne, que les aviateurs anglais en consommaient en grande quantité durant la Seconde Guerre mondiale pour être sûrs de ne jamais manquer leurs cibles.

Douceur des pétales de roses

La rose de Provins (*Rosa gallica*), surtout, est réputée pour ses nombreuses vertus thérapeutiques. Cependant, ses sœurs de couleur rouge présentent quasiment les mêmes propriétés. Pour lutter contre la conjonctivite et les inflammations oculaires en général, préparez une infusion de pétales séchés : 2 cuillerées à café sur lesquelles vous versez 10 cl d'eau bouillante. Laissez infuser dix minutes avant de filtrer. Appliquez en compresses tièdes à laisser agir un quart d'heure.

Zona

Acupuncture

« J'ai souffert d'un zona, particulièrement douloureux la nuit. Une seule séance d'acupuncture (une aiguille plantée sur le pavillon de l'oreille) pendant une demi-heure a suffi à me soulager. »

Mme B., Chamonix

Compresses de buis et cataplasmes d'argile

« Je me suis guérie d'un zona avec une alternance de compresses de décoction de feuilles de buis et de cataplasmes d'argile : le buis en compresses plusieurs fois par jour, l'argile toute la nuit en dormant. Le traitement a commencé le vendredi soir, et le mardi matin je repartais travailler, sans séquelles. Guérie en huit jours, je n'ai eu aucune cicatrice. »

Renée G., Franconville

Un bon guérisseur !

De nombreux lecteurs de *Belle-Santé* m'ont fait part de bons résultats obtenus grâce à un guérisseur. J'ai, moi aussi, rencontré des magnétiseurs qui soignaient le zona en une à trois séances. Le plus difficile ? En trouver un : pour cela, je ne connais rien de mieux que le bouche à oreille.

Baume du tigre

« Je vous signale que le baume du tigre a donné d'excellents résultats pour soulager les douleurs résultant d'un zona. »

Yolande, Holving

Tégarome

« Ma mère a eu un zona au niveau de la ceinture. Une amie m'a conseillé de lui passer mon Tégarome et qu'elle en applique. Aussitôt dit, aussitôt fait. En une semaine, tout avait disparu. Le mal venait de débuter mais, quand même, ma mère souffrait terriblement et je peux vous dire qu'elle est emballée par les effets miraculeux de ce produit naturel. Elle qui ne jurait jusqu'à présent que par les médicaments chimiques, elle s'intéresse enfin aux plantes ! »

Marie-Claude R., Rouen

Le Tégarome est un mélange à base d'huiles essentielles, très efficace pour de multiples problèmes cutanés. Pour le zona, s'il est utilisé au début, il faut une semaine au maximum pour obtenir la guérison, et un peu plus longtemps si le mal est déjà bien installé. Et ça marche aussi pour les « vieilles » douleurs, séquelles de zona qui, autrement, peuvent durer des années. Le Dr Valnet, créateur de la formule de ce produit, l'a longuement expérimenté avec succès tout au long de sa vie.

Huiles essentielles et zona buccal

« Pour le zona buccal, faire des bains de bouche avec une dilution de Tégarome ou de la préparation aux huiles essentielles suivantes dans de l'eau : 2,5 g de lavande, 1,2 g de thym, 1,2 g de sauge, 1,2 g de géranium, 0,5 g d'eucalyptus, 0,5 g de romarin, 0,5 g de cyprès et du Solutyl (qsp 15 cc).. À raison d'une ou plusieurs gouttes dans un peu d'eau. »

Dr Jean L., Colombes

Le chou

« Je me suis débarrassée de mon zona en appliquant un cataplasme de plusieurs épaisseurs de feuilles de chou. Je changeais mon pansement 3 fois par jour. En une semaine, il n'y avait plus rien. »

Karen M., Gennevilliers

Je remercie toutes les lectrices et tous les lecteurs de *Belle-Santé* qui, en m'envoyant leurs « trucs » depuis des années, ont largement contribué à la réalisation de cet ouvrage. Je continue à recueillir les « remèdes », conseils et autres trouvailles. Si vous voulez, vous aussi, faire circuler des « trucs » qui peuvent rendre service à d'autres personnes, n'hésitez pas à me les faire parvenir : Sophie Lacoste, *Belle-Santé*, BP 8, 77520 Donnemarie-Dontilly.

INDEX

A

B

C

D

E

F

G

H

I

J

N

O

Q

R

S

T

Table des matières

Direction d'ouvrage

Huguette Maure
et
Maggy Noël

Achevé d'imprimé

Dépôt légal : avril 2008
N° d'impression :
ISBN 13 : 978-2-7499-0845-8
LAF : 1080